中国医学临床百家

张庆泉 / 著

茎突综合征
张庆泉 2020 观点

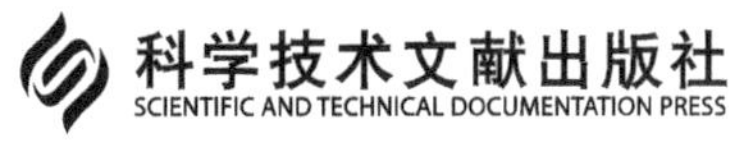

·北京·

图书在版编目（CIP）数据

茎突综合征张庆泉2020观点 / 张庆泉著. —北京：科学技术文献出版社，2020. 6
ISBN 978-7-5189-6805-3

Ⅰ. ①茎…　Ⅱ. ①张…　Ⅲ. ①耳鼻咽喉病—诊疗　Ⅳ. ① R76

中国版本图书馆 CIP 数据核字（2020）第 093271 号

茎突综合征张庆泉2020观点

策划编辑：胡　丹　　责任编辑：胡　丹　　责任校对：张永霞　　责任出版：张志平

出　版　者　科学技术文献出版社
地　　　址　北京市复兴路15号　　邮编　100038
编　务　部　（010）58882938，58882087（传真）
发　行　部　（010）58882868，58882870（传真）
邮　购　部　（010）58882873
官方网址　www.stdp.com.cn
发　行　者　科学技术文献出版社发行　全国各地新华书店经销
印　刷　者　北京虎彩文化传播有限公司
版　　　次　2020 年 6 月第 1 版　2020 年 6 月第 1 次印刷
开　　　本　710 × 1000　1/16
字　　　数　108千
印　　　张　13　彩插6面
书　　　号　ISBN 978-7-5189-6805-3
定　　　价　118.00元

版权所有　违法必究

购买本社图书，凡字迹不清、缺页、倒页、脱页者，本社发行部负责调换

序 1

Preface

韩启德

欧洲文艺复兴后，以维萨利发表《人体构造》为标志，现代医学不断发展，特别是从 19 世纪末开始，随着科学技术成果大量应用于医学，现代医学发展日新月异，发生了根本性的变化。

在过去的一个世纪里，我国现代化进程加快，现代医学也急起直追。但由于启程晚，经济社会发展落后，在相当长的时期里，我国的现代医学远远落后于发达国家。记得 20 世纪 50 年代，我虽然生活在上海这个最发达的城市里，但是母亲做子宫切除术还要到全市最高级的医院才能完成；我患猩红热继发严重风湿性心包炎，只在最严重昏迷时用过一点青霉素。20世纪60—70年代，我从上海第一医学院毕业后到陕西农村基层工作，在很多时候还只能靠“一根针，一把草”治病。但是改革开放仅仅40多年，我国现代医学的发展水平已经接近发达国家。可以说，世界上所有先进的诊疗方法,中国的医生都能做,有的还做得更好。更为可喜的是，近年来我国医学界开始取得越来越多的原创性成果，在某些点上已经处于世界领先地位。中国医生已经不再盲从发达国家的疾病诊疗指南，而能根据我们自己的经验和发现，根据我国自己的实际情况制定临床标准和规范。我们越来越有自己的东西了。

要把我们“自己的东西”扩展开来,要获得越来越多“自己的东西”，就必须加强学术交流。我们一直非常重视与国外的学术交流，第一时间掌握国外学术动向，越来越多地参与国际学术会议，有了“自己的东西”也总是要在国外著名刊物去发表。但与此同时，我们更需要重视国内的学术交流，第一时间把自己的创新成果和可贵的经验传播给国内同行，不仅为加强学术互动，促进学术发展，更为学术成果的推广和应用，推动我国医学事业发展。

我国医学发展很不平衡，经济发达地区与落后地区之间差别巨大，先进医疗技术往往只有在大城市、大医院才能开展。在这种情况下，更需要采取有效方式，把现代医学的最新进展以及我国自己的研究成果和先进经验广泛传播开去。

基于以上考虑，科学技术文献出版社精心策划出版《中国医学临床百家》丛书。每本书涵盖一种或一类疾病，由该疾病领域领军专家撰写，重点介绍学术发展历史和最新研究进展，并提供具体临床实践指导。临床疾病上千种，丛书拟以每年百种以上规模持续出版，高时效性地整体展示我国临床研究和实践的最高水平，不能不说是一个重大和艰难的任务。

我浏览了丛书中已经完稿的几本书，感觉都写得很好，既全面阐述了有关疾病的基本知识及其来龙去脉，又介绍了疾病的最新进展，包括笔者本人及其团队的创新性观点和临床经验，学风严谨，内容深入浅出。相信每一本都保持这样质量的书定会受到医学界的欢迎，成为我国又一项成功的优秀出版工程。

《中国医学临床百家》丛书出版工程的启动，是我国现代医学百年进步的标志，也必将对我国临床医学发展起到积极的推动作用。衷心希望《中国医学临床百家》丛书的出版取得圆满成功！

是为序。

序 2

Preface

科学技术的发展日新月异，航天科技、信息科学、光电技术、导航技术等方面的发展更是迅猛异常，医学科学紧跟科技的发展，也在快速跟进。我们只有不断地探索研究，才能紧跟世界潮流，不落后于时代科技的发展。

临床医学是一门实践科学，也是在不断地创新—否定—拓展中前进，茎突疾病的研究也是如此。1651 年意大利帕多瓦的解剖学家 Marchetti 第 1 个记录茎突舌骨的骨化；1937 年 Eagle 首次对此病的症状做了比较详细的报道，以后连续地进行了茎突异常病例的报道，奠定了以其名命名此病的基础，称为 Eagle 综合征。后来对此病的研究报道更是不胜枚举，研究进展迅猛异常。从 1955 年肖轼之教授开始，国内学者们对茎突疾病的研究也是快速展开，不过，当国外已经研究到“茎突异常可以成为颈动脉发生夹层的一个原因”的阶段时，国内尚无茎突异常引起颈部血管疾病的详尽报道。但是在先进技术的应用方面，国内并不落后，如使用低温等离子消融行茎突手术、使用机器人行茎突手术等研究报道屡次发表在国际期刊上。这种反差值得我们深思。

这本书是张庆泉教授带领其团队多年来深入研究的结晶，藉由科学技术文献出版社“中国医学临床百家”的项目机遇，将近年来的研究心血结合国内外的发展研究，汇集成书，阐述自己的理念和观点，给耳鼻咽喉头颈外科医务工作者及其相关科室的人员带来了一本新形式的参考书，希望对耳鼻咽喉头颈外科事业的发展有所帮助。

以上寥寥数语，仅作序言。

中华医学会耳鼻咽喉头颈外科学分会头颈学组组长　潘新良

中华医学会耳鼻咽喉头颈外科学分会咽喉学组组长　郑宏良

中华医学会耳鼻咽喉头颈外科学分会嗓音学组组长　肖水芳

原莱阳医学专科学校校长　曲福崇

莱阳中心医院耳鼻咽喉科原科主任　臧洪涛

序 3

Preface

在科技快速发展的今天，人们对疾病的认识也在不断地更新，医务工作者不仅要有扎实的医学知识功底，也要紧跟科技发展的潮流，不断更新自己的科学知识，才能不落后于时代。

《茎突综合征张庆泉 2020 观点》是烟台毓璜顶医院芝罘分院和烟台毓璜顶医院的耳鼻咽喉头颈外科在张庆泉教授的带领下第 2 次合作完成的专业著作。经过近 1 年的收集资料、紧张编撰，在医院、科室领导及医务人员团队的共同努力下完成，值得祝贺。

在烟台毓璜顶医院领导的支持下，张庆泉教授协助烟台毓璜顶医院芝罘分院耳鼻咽喉头颈外科开展工作，在大家通力合作下科室工作取得了进步和提高，临床工作进一步开展，科研工作上了一个台阶。2016 年以来，共发表学术文章近

50 篇，其中 SCI 期刊收录 1 篇，中华医学会系列期刊发表 8 篇；取得山东省医学科技计划课题 1 项，烟台市科技计划课题 1 项；2019 年获得山东省医学科技成果创新三等奖 1 项，烟台市医学会主持科技成果鉴定 1 项；出版专业著作 1 部。

张庆泉教授在日常的临床工作中，对茎突综合征这一疾病进行了系列研究，取得了可喜的成绩，在科学技术文献出版社的大力支持下完成此书，并将其奉献给全国耳鼻咽喉头颈外科、口腔科、影像科等诸多专业的医务人员，希望能够对读者的临床工作有借鉴提醒的作用，对读者们有所裨益。

本书在编撰过程中得到了耳鼻咽喉头颈外科前辈专家的支持和指导，我们的工作也有赖于全国各位专家的支持和帮助，在此，对支持我们工作的各位专家表示衷心的感谢。

希望我们的医院能够以此为契机，不仅抓紧临床工作的开展，还要做好科技工作的研究；我们的医师既能做一名好的临床工作者，还能做一名优秀的科技工作者。

烟台毓璜顶医院院长　杨　军

烟台芝罘医院党委书记　解祥伟

烟台芝罘医院院长　杜文韬

2020 年 1 月 28 日

作者简介

Author Introduction

张庆泉，山东栖霞人。主任医师、二级教授、硕士研究生导师。原任青岛大学附属烟台毓璜顶医院耳鼻咽喉头颈外科科主任、教研室主任、学科带头人；现任烟台毓璜顶医院耳鼻咽喉头颈外科学术带头人，烟台毓璜顶医院芝罘分院院长助理、耳鼻咽喉头颈外科首席专家。

中华医学会耳鼻咽喉头颈外科学分会嗓音学组委员；中国艺术医学协会耳鼻咽喉科分会常务委员；中国中西医结合学会耳鼻咽喉科专业委员会原常务委员、嗓音专业委员会常务委员；中国医师协会睡眠医学专业委员会委员；中国研究型医院协会睡眠医学分会委员；山东省医学会耳鼻咽喉头颈外科学分会原副主任委员，现任顾问；山东省医师协会耳鼻咽喉科分会原副主任委员；山东中西医结合学会耳鼻咽喉科专业委员会原副主任委员，睡眠医学专业委员会副主任委员；烟台市医学会耳鼻咽喉科分会原主任委员，现名誉主任委员；烟台市中西医结合学会耳鼻咽喉科分会原主任委员，现名誉主任委员。《中华医学杂志》《中华医学杂志（英文版）》专业审稿人；《中华耳鼻咽喉头颈外科杂志》《中华耳科学杂志》《中国耳鼻咽喉头颈外科》《中国中西医结合耳鼻咽喉科杂志》编委；《中国医学文摘耳鼻咽喉科学》常务编委；《山东大学耳鼻喉眼学报》原副主编，现编委。

先后开展了舌根、舌体、舌骨手术治疗重度阻塞性睡眠呼吸暂停低通气综合征（obstructive sleep apnea hypopnea syndrome，OSAHS）系列技术，各种喉癌喉部分切除术喉功能重建技术，鼻中隔发育及其疾病的系列研究；各种气管疾病的序列研究技术，耳、鼻、头颈肿瘤切除后的各种整复技术；茎突综合征不同类型疾病的系列研究等50余项新技术方法。其中“舌骨悬吊手术录像”被列为全国六大OSAHS多中心研究课题之一；《茎突综合征的诊断与治疗》总结的诊断标准由《中华耳鼻咽喉头颈外科杂志》向全国推广。“多平面手术治疗OSAHS的研究”等8个项目获得山东省科技进步奖二等奖、三等奖；“鼻中隔发育及疾病的系列研究”等18个项目获得山东省医学科技进步奖和烟台市科技进步奖一等奖、二等奖、三等奖。共发表学术论文300余篇，14篇被SCI期刊收录。主编《睡眠呼吸暂停低通气综合征外科技术》等8部专业著作，参编16部学术著作。所带领的烟台毓璜顶医院耳鼻咽喉头颈外科获得山东省特色专科和省临床重点专业荣誉，多次主办、承办全国及全省专业学术会议；到烟台毓璜顶医院芝罘分院近4年，协助科室开展临床工作，带领团队发表学术论文、编撰学术专著，推进临床科研工作，帮助耳鼻咽喉头颈外科成为烟台市重点学科。

曾获得全国五一劳动奖章、国务院特殊津贴、中国医师奖、省先进工作者、省市有突出贡献的中青年专家、省市十佳医师等20余项荣誉称号。

前 言

Foreword

谨以此书献给我的老师王天铎、樊忠、梁美庚、栾信庸、曲福崇、臧洪涛、范进汀、郭泉及张洪昌教授，感谢恩师们的培养和教育。

感谢烟台毓璜顶医院芝罘分院、烟台毓璜顶医院的各位领导和同事们对撰写此书给予的帮助和支持。

医学科学技术随着现代科技的前进而进步，与此同时医学各个学科也在迅速发展。耳鼻咽喉头颈外科的产生、完善、进步和发展，每时每刻都在进行，即使在世界经济艰难困苦的时刻，也在砥砺前行。在我国耳鼻咽喉头颈外科前辈的带领下，全国的耳鼻咽喉头颈外科事业蓬勃开展，烟台毓璜顶医院和烟台毓璜顶医院芝罘分院耳鼻咽喉头颈外科也在奋力前行。我们目睹了医学科学的变迁，也亲身投入到这股洪流之中，笔者深有感触。

1651 年意大利帕多瓦的解剖学家 Marchetti 第 1 个记录了茎突舌骨的骨化。1870 年 Luke 首先意识到这是一种疼痛综合征。1872 年 Weinlecher 第 1 个通过截短茎突以解除症状。1907 年 Dwight 在解剖研究中描述 19 例茎突舌骨韧带骨化，其中 10 例是双侧性的。1922 年 Lipschutz 观察到患者咽部有牵拉和切割样感觉，并随吞咽而加重，首次应用 X 线照片证实了茎突舌骨韧带的骨化，在扁桃体和咽侧壁摸到了坚硬的可动隆起，从而提出了茎突部分切除的治疗方法。1926 年柏林大学 Eichen 教授提出了对不明原因的咽痛、吞咽痛的患者应该局部触诊，以期发现过长的茎突。1932 年 Phigpen 做了一组病例（11 例）报道，并对 3 例患者做了截短手术。1937 年 Eagle 首次对本病的症状做了比较详细的报道，以后连续地进行了茎突异常的病例报道，奠定了以 Eagle 命名这一综合征的地位，但也有专家称此病为 Eichen 综合征。1940 年 Fritz 和 1942 年 Loeser 等陆续报道，茎突引起的症状逐步增多，如咽部症状、颈部症状、神经症状、血管症状等，研究逐步深入。

我国茎突的研究起始于 1955 年肖轼之的报道，而后有 1957 年梁克义、1959 年林筱周、1960 年薛兴尧及臧洪涛等的报道，逐步形成了现在茎突研究的局面。山东省医学界对于茎突疾病的诊治研究的报道起始于胶东，莱阳中心医院的臧洪涛教授首先给《耳鼻咽喉科全书》供稿，提供了详尽的病例资料。1992 年曲福崇全面报道了 153 例茎突综合征的病例，研究颇深。

笔者的团队在20世纪80年代后期开展对茎突异常的观察治疗，后来陆续进行了茎突不同演变的系列研究，提出了对茎突疾病的见解，逐步形成了研究特色。研究团队共发表学术文章13篇，其中《茎突综合征的诊断与治疗》在《中华耳鼻咽喉头颈外科杂志》的继续教育栏目发表；茎突研究的内容收入了韩东一主编的高级卫生专业技术资格考试参考用书《耳鼻咽喉头颈外科学高级教程》，以及笔者主编的《张庆泉教授团队耳鼻咽喉头颈外科病例精解》。综合研究成果获得市厅级科技进步奖二等奖1项。随着多次在全国学术会议的专题讲座、大会发言、圆桌讨论上阐述研究成果并获得同道的认同，笔者团队在国内学界拥有了一定的学术地位。

笔者编撰此书参阅了国内外近几年的主要文章。学界对于茎突的研究已经日益深入，例如，国外茎突异常的尖端引发颈动脉夹层、茎突舌骨韧带骨化环绕颈动脉等的研究，使得大家更加重视茎突异常，更加深入地开展茎突异常的辅助检查，措施更加仔细得当，如此方不致延误诊断。

本书由潘新良、肖水芳和郑宏良教授，笔者的老师曲福崇和臧洪涛教授，以及杨军院长、解祥伟书记和杜文韬院长作序，王强博士、姜绍红副教授、陈秀梅主任医师、迟作强副教授、马厚升副教授、王春雨副院长、于伟主任、王永福主任、孙秀梅主任、张芬主治医师、王贝贝、李宇玥及王小雨等医师参与编写工作，尽管书名为笔者的观点，但也得到了众人的大力支持，在此表示感谢。韩小硕老师也给予了很大的帮助，特别致谢。

山东省耳鼻喉医院的王海波党委书记、深圳大学总医院耳鼻咽喉头颈外科张庆丰教授提供了宝贵的图片资料；原莱阳医学专科学校曲福崇教授、莱阳中心医院耳鼻咽喉科臧洪涛教授、文登中心医院耳鼻咽喉科蔡洪海教授提供了宝贵的病例资料，深表谢意。

科学技术文献出版社的大型出版项目“中国医学临床百家”为笔者提供向国内外耳鼻咽喉头颈外科同道展现团队系列研究新成果的平台，同时可促进读者对本病的研究进一步探索，对此亦深表感谢。

本书综合笔者团队和国内外的研究资料，做了深入的探讨，也展现了笔者对于茎突综合征的观点，但亦存在缺点或引用理解错误，望同道们批评指正。

张庆泉

2020年1月28日

目 录

Contents

茎突疾病历史篇

茎突及其疾病自1651年由De Marschettis发现以来，历经369年，经过反复的基础研究和临床探索、发现、确认、否定、再创新等发展历程，达到了今日的发现、诊断、治疗相对的最高峰值，但是人们对一个疾病的认识永远没有终结，在历史的发展长河中，任何事物都是在不断地变化着，疾病的认识也是一样，茎突及其疾病更是如此。

1. 茎突综合征的命名

茎突是发生于颞骨的一个小的骨刺样突出，大小不一，有的较长，有的较小，有的弯曲，有的呈近乎垂直形状，有的甚至没有发育。茎突的周围有神经、肌肉、血管、韧带、纤维组织等结构，一般情况下茎突和周围组织相安无事，不会发生不舒服的刺激症状。但是茎突的长度或角度在发育时或受外伤时位置会发生变化，刺激了周围的神经、肌肉、血管、韧带、纤维组织等结构，则会发生不同的症状，有时这些症状可发生于急性咽炎或急性扁桃体炎的发作之后，出现茎突的异常刺激了周围结构而发生了不同症状。

1651 年意大利帕多瓦的解剖学家 Marchetti 第 1 个记录了茎突舌骨的骨化。1870 年 Luke 首先意识到这是一种疼痛综合征。1872 年 Weinlecher 第 1 个切短茎突以解除症状。1884 年 Rethi（Wien）又有了类似的报道，但没有引起相关临床医师的关注。1907 年 Dwight 在解剖研究中描述 19 例茎突舌骨韧带骨化，其中 10 例是双侧性的，1922 年 Lipschutz 观察到患者咽部有牵拉和切割样感觉，并随吞咽而加重，首次应用 X 线照片证实了茎突舌骨韧带的骨化，在扁桃体和咽侧壁摸到了坚硬的可动隆起，从而提出了茎突部分切除的治疗方法。1926 年柏林大学 Eichen 教授提出了对不明原因的咽痛、吞咽痛的患者应该局部触诊，以期发现过长的茎突。1932 年 Phigpen 做了一组病例（11 例）的报道，并对 3 例患者做了截短手术。1937 年 Eagle 首次对本病的症状做了比较详细的报道，以后连续地进行了茎突异常的病例报道，奠定了以 Eagle 命名这一综合征的地位，但也有专家称此病为 Eichen 综合征。后来陆续有 1940 年 Fritz 和 1942 年 Loeser 等的报道，茎突引起的症状逐步增多，从咽部症状、颈部症状、神经症状、血管症状等，研究逐步深入。

Eagle 在茎突疾病诊断治疗中发挥了重要的作用。自 1937 年

Eagle 在 *Arch Otolaryngology* 报道了 2 例因为过长的茎突所引发的症状，并对本病的症状做了较为详尽的介绍；1948 年他在此刊发表文章，对新发现的过长的茎突症状做了进一步的观察报道；1949 年在此刊发表《症状性的过长的茎突》，进一步说明了过长的茎突所出现的症状，不同的是，在“过长的茎突”前加了“症状性”这个前缀，进一步明确了对茎突异常所引发症状的诊断，从而制定合适的治疗方案。1958 年他发表《过长茎突的症状和治疗》，进一步在诊断治疗方面进行论述。以后陆续发表的临床研究报道都是以 Eichen 和 Eagle 的名字来进行，因此学界对此病有不同的命名，如 Eichen 综合征或 Eichen 病、Eagle 综合征或 Eagle 病，但是我国学界多称为 Eagle 综合征。Eagle 把茎突疾病系统化、理论化，尽管他不是最早进行报道的，但却是最早把这一疾病规范化的，实至名归。

2. 茎突综合征的国内研究状况

国内学界，1955 年肖铁之首先报道了头骨的茎突解剖观察和茎突异常所引发的症状，继而陆续有学者进行相关研究报道，如 1957 年梁克义、1979 年常发慎、1987 年穆文新、1988 年赵连城等均在《中华耳鼻咽喉科杂志》发表文章，后来形成了系列的研究报道。在我国耳鼻咽喉科学界组织编写《耳鼻咽喉科全书·咽科学》时，林筱周教授收集了来自国内外的多例茎突异常的案例，如以单侧咽痛或异物感为主（梁克义，1957），以舌咽神经痛为主（Asherson，1957；薛兴尧，1960），扁桃体切除后发生的症状（梁克义，1957；臧洪涛，1960），扁桃体切除后颈部牵扯感（共 107 例报道，肖轶之，1959），以及扁桃体切除后出现的罕见异物卡扎感、同侧耳鸣感、唾液增多感、漂浮不定感等，在切除了骨不连接的茎突后，症状逐渐消失（林筱周，1959）。

近年来，对该病关注的学者也越来越多，前后有曲福崇教授（1992，1996）、曹洪源（2001）、镡旭民（2004）、姜绍红及张庆泉（2005）、李进让（2005）、张庆泉（2006，2009）、陈启才（2008）、陈著声（2012）、张庆丰（2012）、金德斌（2013）、张立红（2015）等发表了论著。还有关于茎突解剖影像学研究的报道，如邱大学（2002）、宫希军（2007）、王占宇（2010）、杨洪巍（2010）、李梦琳（2016）、唐媛媛（2017）等，展现了我国医学工作者对本病的研究深度和茎突知识的普及程度。

关于茎突发生症状的初始研究和后期发展，仍在蓬勃进行中，但也有互相矛盾的诊断疑问，如茎突超长却没有任何症状（王晓蕾，2018），按照茎突过长治疗症状却没有好转（张庆泉，2009），我们应该更深入地去研究。

（张庆泉　王强　姜绍红　王春雨　王永福　于伟）

3. 茎突异常所引发症状的命名变化

最早报道茎突异常所引发症状的文章，是以 elongated styloid process 来作为诊断名词的，我们翻译为茎突过长。Eagle 于 1937 年起连续报道了茎突异常的病例以后，被后人专称为 Eagle's syndrome（Eagle 综合征或 Eagle 病）。因为 Eichen 在 1926 年报道了该类疾病，并提出了咽部触诊的检查手段，所以也有部分专家称为 Eichen's syndrome（Eichen 综合征或 Eichen 病），但是 Eichen 后来发表的文章很少，Eichen's syndrome 很少被提及。所以国内外多以 Eagle's syndrome 命名此病，国内多翻译为伊格尔综合征。

后来越来越多的不完全雷同的病例陆续被报道，Eagle 在 1949 年的文章中使用了 symptomatic elongated styloid process 一词，我们译为"症状性的茎突过长"，之后又出现很多新名词（表 1）。

表 1　茎突疾病相关名词

名词	中文译名	作者及时间
styloid chain	茎突痛	Frommer，1974
styloid-stylohyoid syndrome	茎突－茎突舌骨综合征	Gosman，1974
stylohyoid syndrome	茎突舌骨综合征	Messer，1975； Moffa，1977

续表

名词	中文译名	作者及时间
mineralization of the stylohyoid-stylomandibular ligament	茎突舌骨－茎突下颌韧带骨化	Correll，1979
fractured styloid process	茎突骨折	Douglas，1957；Reichart，1976
stylopharyngeus calcification	茎突咽钙化	Kamil，2015
stylohyoid complex syndrome	茎突舌骨复合体综合征	Kamil，2015
styloid process elongation	茎突过长	Lins，2015
styloid process syndrom	茎突综合征	Zhou，2016
stylocarotid syndrome	茎突颈动脉综合征	Hooker，2016
huge elongated styloid process	巨大过长茎突	Iwanaga，2017
symptomatic Eagle syndrome	症状性伊格尔综合征	Burulday，2017
asymptomatic and overlongated styloid process	无症状性茎突过长	Soylu，2017
styloid process elongation	茎突过长	Paiva，2017
styloid process fracture	茎突骨折	Tiwary，2017
calcification of the stylohyoid complex	茎突舌骨复合体钙化	Saudi，2018

目前，英文文章多以 Elongated styloid process 及 Eagle's syndrome 为主发表文章，其他文章的名称以病例特殊情况或疾病特点而有所改变。国内以“茎突过长”“茎突综合征”为主，也有“过长茎突”“茎突过长症”“茎突痛”“症状性过长茎突”“茎

突过长所致的舌咽神经痛或耳痛症”等。中华医学会耳鼻咽喉科分会组织编写了《耳鼻咽喉科全书·咽科学》，编委会确定使用“茎突综合征”，理由是：①很多茎突过长的患者没有症状，许多患者的症状不是出现在扁桃体切除以前，而是在扁桃体切除之后；②部分患者的症状与茎突长度没有关系，而是与茎突的方位和形态异常有关。后来，笔者报道了尖细摆动的茎突、茎突骨不连接的患者反而引起了较重的症状，所以不仅要注意茎突长度，还要注意茎突角度和形态结构的异常，综合考虑才不至于发生病情判断偏颇的情况。

其实，有些命名是可以合并的，如茎突舌骨综合征、茎突舌骨韧带骨化、茎突舌骨复合体钙化、茎突舌骨复合体综合征等，均可用“茎突舌骨韧带骨化”或“茎突舌骨综合征”表达。茎突综合征是一个笼统的诊断，对于是否需要再细致地划分为几个亚类型，以前的专家学者有过划分，但是没有统一。同时鉴于对其研究的越发深入，有必要继续进行探讨，所以这一方面还是任重道远。

（张庆泉　王强　姜绍红　王春雨　于伟　王永福　王文一）

茎突疾病基础篇

本部分包括茎突的胚胎发育、解剖数据及演变，利用影像学检查、测量茎突等。笔者总结了采取不同方法产生的不一致的解剖数据，以供读者参考。

4. 茎突的发育

茎突综合征是一种发育异常的疾患。茎突既是颞骨的一部分，也是茎突舌骨链的一部分，位于颞骨鼓板与岩部的后下方，呈细长锥状突起，并向前下方弯曲，由 Reichert 软骨（胚胎第 2 鳃弓软骨）的上部基点发出。Reichert 软骨有 2 个骨核，上部为鼓室部（也称根部），下部为茎突部（也称体部），其再下一部分为茎突舌骨韧带，若经骨化，则必使茎突过长，较重者可与舌骨小角呈骨性融合，此种发育畸形，可发生于单侧，也可发生于双侧。

4.1　茎突结构的发育分部（分为 4 个部分）。

（1）鼓舌部。为 Reichert 软骨的上部，嵌入岩乳突的骨质中，自耳周囊中伸出到颞骨下面，出生前即开始骨化，1 岁左右发育成茎突根部，融合于颞骨的乳突、鼓部和岩根交界之间，根部稍露出颞骨下方，下端略呈圆形。

（2）茎舌部。为茎突的主体，出生后第 1 ～ 2 年开始骨化，也可迟至 7 ～ 8 岁才完全骨化，有的迟至中年才骨化。至青春期，茎突根部与体部连接成为羊角状的茎突。

（3）角舌部。为 Reichert 软骨的中部，形成茎突舌骨韧带。

（4）下舌部。形成舌骨小角和舌体上部，可终生不骨化，但是也可以逐渐骨化。由于茎突和舌骨形成密切的关系，故有人亦将茎突综合征称为茎突舌骨综合征。但是大多数专家学者仍然称之为 Eagle 综合征。

4.2　茎突舌骨链连接发育情况。每一侧茎突的根部、体部、茎突舌骨韧带和舌骨小角之间有骨组织或纤维组织相连接，构成一完整的茎突舌骨链。双侧茎突舌骨链的各段连接情况、骨化过程可不相同，也可不对称，各段之间有时为骨连接，有时为纤维组织连接。

（1）茎突舌骨链的各段之间如果为纤维组织连接，使茎突体的尖端可以活动，在头颈部转动时，活动的尖端可随头颈部的转动而产生摆动，从而发生相应的症状。

（2）茎突舌骨韧带也可以骨化，因而茎突可以延长，部分骨化称为过长的茎突，完全骨化则称为茎突舌骨韧带骨化。茎突舌骨链骨化程度的不同，可以造成不同症状，有长短、粗细、曲直、偏斜等不同的差别。除茎突本身长度和角度异常可以诱发本病外，茎突本身附着的韧带、肌肉亦可发病。王季勋等根据茎突舌骨韧带骨化的形态将其分为 4 种类型：①连续型，韧带组织呈长条状骨化；②节段型，韧带组织骨化中断，呈结节状分布；③假关节型，骨化韧带与茎突或舌骨小角分别形成假关节；④混合型，骨化阴影中有上述两种表现者。

4.3　根据茎突发育状况的分类。茎突根据发育状况的不同分为 4 种类型：①完整型；②分节型；③发育不良型；④未发育型。

这些分类，有些是依据头骨解剖确定，有些是依据影像学的变化确定的，不同茎突类型可以有不同的分类，我们如何把握，应该根据患者的检查资料、影像资料、手术切除标本最后确定。但是手术前一定要有一个严谨的、初步的考虑和诊断。

（张庆泉　姜绍红　王强　于伟　王春雨　王永福　王文一）

5. 茎突的解剖及周围结构

茎突是茎突舌骨链的一部分，长在乳突前、外耳道骨性口的下部，是向前、向内走行的细长的条索状骨柱样突起，根部较粗，间断逐渐变细，茎突的长度及向内侧的内倾角、向前的前倾角因人而异各不相同，根据近年来影像学和解剖学的研究，逐步加强了对于角度的认识和理解。

茎突与周围解剖关系紧密，被颈内动脉、颈外动脉和舌咽神经所包绕，也是 3 块肌肉、2 条韧带的附着点。

茎突位于咽旁间隙内，茎突及尖端连接的 3 块肌肉将咽旁间隙分为咽旁前间隙和咽旁后间隙，咽旁前间隙的内侧壁即扁桃体窝的外侧，呈狭窄的三角区域，其内有翼内肌、小量的小血管、淋巴结、脂肪、部分神经末梢、腮腺深叶等组织。咽旁后间隙较为宽大，上起自颅底，下达颌下腺上缘，内侧为咽侧壁，后方是椎前筋膜，其间有颈内动脉、颈外动脉及其分支舌动脉或面动脉的一小段、颈内静脉、迷走神经、副神经、舌咽神经、咽神经丛、交感神经丛、颈深上淋巴结、脂肪等。

钱从光研究的解剖数据显示所观察到的茎突均向前、向内侧倾斜，附着于茎突的 3 块肌肉分别是茎突舌骨肌、茎突舌肌、茎突咽肌。依据附着的位置：茎突舌骨肌附着点最高，以一细腱起自于茎突后面的中上段；茎突舌肌附着于茎突前面靠近尖端的部分，起点位置最低；茎突咽肌附着于茎突前内侧面的下段，与茎突舌肌的起点接近。茎突表面尚有 2 条韧带附着，分别是茎突舌骨韧带、茎突下颌韧带。茎突舌骨韧带起于茎突尖端，向下附着于舌骨小角的弹力纤维腱膜带。茎突下颌韧带也起于茎突尖端，向下附着于下颌角与下颌支后缘的腱膜带。另外，咽侧壁尚有三叉神经及面神经感觉支的末梢支。

其他的解剖研究报道对肌肉韧带附着起止基本大同小异，描述各异，如茎突下颌韧带起自茎突尖，向前向下经咬肌与翼内肌之间到达下颌角内侧。茎突舌骨韧带起自茎突下方外侧，向前向下经扁桃体窝旁及舌骨舌肌内侧，附着于舌骨小角。两条韧带均可骨化，以后者为最常见。茎突舌骨肌起自于茎突根后方，沿二腹肌后腹的前方、颈外动脉的外侧向下前行，附着于舌骨外侧，附着处有二腹肌腱穿过。茎突咽肌起自于茎突根内侧，向下内经颈内外动脉之间穿过，止于咽中缩肌与黏膜之间，部分附着于咽腭肌与甲状软骨后缘。茎突舌肌起自于茎突下端及茎突舌骨韧带的上端，向下前呈扇形附着于舌体外侧。

以上关于解剖方面的研究，目前是我国研究茎突的最基本的资料，期待以后有更多的解剖方面的资料出现。

（张庆泉　姜绍红　王强　于伟　王春雨）

6. 茎突长度、角度的解剖数据

不同种族的正常茎突有很大差异。据现有的解剖数据证明，欧美人茎突平均长 25 ～ 30 mm；Natsis 等做了希腊人茎突的解剖学研究，在 149 具现代成人颅骨中，测量了 262 个茎突的长度，右侧 6.4 ～ 70.2 mm，左侧 5.2 ～ 69 mm，从而确定正常茎突长度在 18 ～ 33 mm，大于 33 mm 为茎突过长。Yilmaz 等利用多探头计算机断层扫描技术对茎突进行形态测量，通过 100 例患者的检查研究，认为侧别和不同人群差异较大，有必要确定不同人群的正常值范围。Vadgaonkar 等对 110 具人类干燥的头骨进行解剖学测量，只有 5 具头骨（4.5%）表现出茎突过长，其中 3 具头骨为单侧过长（2.7%），2 具头骨为双侧茎突过长（1.8%），茎突的平均长度为 17.8 ～ 18.2 mm，患病率为 4.5%。Vieira 等从影像数据库内，利用数字全景照片、测量软件，对 736 例患者的头颅进行茎突的测量，共有 323 例（43.89%）表现为茎突过长。Alzarea 利用数字全景摄影检查，对 198 例沙特的老年无牙颌患者进行检查，198 例中有 87 例发现茎突过长，结果表明，年龄增大是发病率增加的主要因素，男性居多。Donmez 等利用锥束计算机断层扫描，对 1000 例患者进行检查，发现 151 例患者表现为茎突过长（正常为 20 ～ 30 mm），其中男性 87 例，占 57.6%；女性 64 例，占 42.4%。日本有藤野统计平均长度为 16 mm，今井则统计为 17.4 mm。

梁克义统计我国居民的茎突平均长度为 21.6 mm，萧轼之统计为 25 mm，钱从光统计为 25.86 mm，但是个体差异是比较大的，钱从光统计了 80 侧的结果显示为 14.2 ～ 46.3 mm。萧轼之报道向前向内的角度各偏斜 25°。钱从光报道向前倾斜 20.88°，内侧倾斜 19.32°；茎突长度超过 32 mm，如果向内侧倾斜 10°，就可以出现刺激症状。刘凯等利用 64 排螺旋 CT 进行容积再现（volume rendering，VR）和多平面重建（multi planar reconstruction，MPR）的检查，茎突平均长度为 21.27 ～ 32.00 mm，随着年龄增加，发病率增加；内倾角为 68.12° ～ 71.27° ，前倾角为 68.49° ～ 70.05°。左开荣对 50 例（100 侧）正常人进行 128 层螺旋 CT 检查，发现茎突大于 30 mm 的 8 侧，占 8%。前倾角过大（大于 25° ）2 侧，占 2%。内倾角过大（大于 25° ）4 侧，占 4%。陈忠强等利用头颈部计算机体层摄影血管造影（computed tomography angiography，CTA）的检查资料进行茎突的观察，最后数据显示 197 例茎突平均长度为 26.79 mm，内倾角为 21.07°，前倾角为 25.03°，茎突尖端与颈内动脉最短距离为 6.26 mm，与颈外动脉最短距离为 4.15 mm。其中茎突尖端与颈外动脉最短距离为 0 的有 44 个，占 11.2%。石少玲等利用螺旋 CT 重建咽旁间隙的研究，对茎突周围结构距离进行测量，结果显示茎突尖端、根部与距离颈内动脉、茎突根部与下颌骨升支后缘的平均距离为 2.5 cm、1.09 cm、2.27 cm，并测出 78.6%（44/56）的茎突尖端位于第 1 颈椎横突或以下，64.3%（36/56）的颈内动脉起始部低于舌骨。

以上研究均通过不同的手段进行了茎突的长度、角度或周围结构距离的测量，但是，对茎突的长度和角度测量数据差距是比较大的，临床医师一定要注意长度和角度的结合观察。

茎突综合征的发病率报道不一，一般认为茎突的发生率是 4%，其中发病者又占其 4%。1967 年，国外报道在 30 万人口的城市中，此类患者占门诊患者的 1/250，占住院患者的 1/40。国内尚无具体报道。据我们初步统计在 600 万人口的城市中，此类患者占门诊患者的 1/352，占住院患者的 1/52。

（张庆泉　王春雨　于伟　王永福　王文一　王强　姜绍红）

7. 茎突综合征的发病机制

许多临床事实证明，茎突过长是导致茎突综合征的一个重要因素，但是多少算长，国内学界普遍认为是 2.5 cm，也有以 2.5～3.0 cm 为标准的；国外有报道 2 cm 的，也有报道 2～3 cm 的。

茎突长度的异常已经被专家学者接受，不能解释的是许多影像学检查发现了过长的茎突，患者却无任何茎突综合征的症状。后来我们又注意到茎突的其他的异常，如角度、宽度或厚度问题。

茎突角度方位的异常可以压迫颈内动脉、颈外动脉、舌咽神经等组织，是导致茎突综合征的另一个重要因素；有学者怀疑某些脑血管病、高血压、偏头痛、不典型的眩晕感、漂浮感等与茎突压迫颈内外动脉有关。近来有报道称颈动脉夹层（carotid artery dissection，CAD）的一个机械刺激原因，就是茎突尖端直接刺激颈动脉而引发。至于形态异常是否可以引发症状，尚有争议。林筱周认为有一定关系，理由是扁桃体切除后发生了茎突综合征，一般认为，切除了扁桃体后，茎突可以直接刺激咽部黏膜组织，异物感加重，也有人认为可能是局部瘢痕所致。另外，血管神经的畸形、异位可能靠近茎突引发症状。有几种理论可解释茎突过长的病理变化：①部分或全部茎突韧带骨化，茎突的一部分发育成茎突舌骨韧带，若有额外骨化中心，则韧带部分骨化亦可致茎突过长，若韧带全部骨化，则称为茎突舌骨韧带骨化（或钙化），与舌骨小角呈骨性愈合，骨化中间亦可形成假关节；②茎突胚胎连接成分的异常骨化也与茎突过长有一定的关系，这可解释茎突的弯曲和许多茎突韧带附着处新骨的形成，这种理论基于组织学的证据，在韧带附着的附近骨膜下可见细胞的生化改变；③茎突软骨成分的存留连接到颞骨，然后骨化成骨。

有专家发现周围性面神经麻痹的患者，在保守治疗无效的情况下，行影像学检查发现茎突异常，手术探查发现茎突不仅过长，还有角度成角的改变，压迫面神经的位置，恰好是茎突明显增粗的部分，这也说明茎突的宽度或厚度也应该引起注意。

在大多数患者中，茎突的长度虽然超过正常值，但是没有症状，而在咽部感染、扁桃体炎症后却发生了症状，不少专家学者对此进行了探讨。我们经过临床观察，初步认为，咽部是一个进食、呼吸的通道，本身承受刺激的阈值就很强，在咽部组织正常的情况下，尽管茎突可能超长，但是在咽部黏膜及软组织没有炎症反应的情况下，咽部本身没有发生感觉的组织病理学基础，其可能发生的刺激也在承受范围之内而没有症状发生，或症状轻微而不被注意。而咽部急性炎症的发生，咽部黏膜和黏膜下的感觉神经末梢对炎症的刺激比较敏感，就会产生神经冲动而发生咽部的异常感觉、痒感、痛感等，特别是在扁桃体发生化脓性炎症后，感觉就更明显，多数专家同意这种观点，《耳鼻咽喉科全书•咽科学》在相关章节也做了阐述。

随着人从年轻逐渐走向衰老，茎突也在逐步地骨化和硬化，所以症状是逐步发生的，在解剖学观察来看，年龄段愈大，发生茎突综合征的概率愈大，而且症状可能越来越重，这符合茎突骨逐步变硬、长度越来越增加及症状随之加重的解剖理论学和组织病理学基础。

总之，尽管茎突可能造成咽部及其周围异常感，但是不可否认的是咽部的感觉的产生是多因素的结果，其中精神因素也是重要原因，所以对于茎突过长的患者所发生的症状是否为茎突原因所致，应该综合考虑，不能武断。

（张庆泉　王春雨　于伟　王永福　王文一　王强　姜绍红）

茎突疾病诊断篇

本章节涵盖了患者的症状、体征与相关疾病的关系，以及辅助检查、诊断要点、诊断标准等。

8. 茎突异常与颈动脉疾病的关系

茎突尖端距离颈动脉平均约 6 mm，距离为 0 的比例不少，所以茎突的异常与颈动脉的发病有一定的比例关系。

8.1　颈动脉夹层（CAD）。指颈部动脉内膜撕脱导致血液流入其管壁内形成血肿，继而引起颈动脉狭窄、闭塞或动脉瘤样改变。当血肿聚集在动脉内膜和中膜之间可导致动脉管腔狭窄或闭塞，当血肿累及中膜与外膜时则可形成动脉瘤样扩张或破裂出血。

Subedi 等报道 1 例 CAD 患者，其因茎突过长造成机械刺激直接损伤了颈动脉，进而导致 CAD，通过切除过长的茎突，修复颈动脉而治愈。Smoot 等报道 1 例 60 岁的男性患者，发生右侧 CAD 和局灶性神经功能障碍，在行三维重建扫描评估病情后，行右侧颈内动脉支架置入和茎突的治疗后症状消失。Amorim 等对 CAD 患者的茎突解剖学特征进行了观察研究，测量了茎突尖端与颈动脉的距离并做了对比研究，结论认为茎突较长、茎突与颈内动脉间距较短与 CAD 发生有关。Takino 报道 1 例双侧 CAD 的 46 岁男性患者，其在参加会议时出现短暂的失语症及左侧视力障碍，伴有异物感 2 年。MRI 诊断为双侧颈内动脉特发性夹层并用奥扎格雷和氯吡格雷治疗。3D CTA 显示双侧茎突过长和双侧颈内动脉狭窄，头部倾斜和颈部伸展的 3D CTA 显示双侧颈内动脉被同侧过长的茎突压缩，给予限制头位治疗、茎突切除术，术后 1 周出院，随访 8 个月没有复发。

国内既有 CAD 的报道，也有这一方面的共识，但是尚未见关于茎突异常作为 CAD 发生原因的病例报道。现对 CAD 做一简述。

（1）病因。①某些脑血管病危险因素是 CAD 的危险因素，如高血压、口服避孕药、偏头痛、纤维肌发育不良等。②患者通常缺乏心脑血管病的常见危险因素，创伤（非开放性）是发生 CAD 的重要危险因素。③发生动脉夹层不一定与运动剧烈程度相关，其他一些因素也不容忽视，如咳嗽、擤鼻涕、颈部按摩、从事某些体育活动（举重、羽毛球、高尔夫球、网球及瑜伽等）都可能导致 CAD。

（2）症状。CAD 临床表现多样，局部症状以脑神经受累多见，继发的脑血管病可导致严重神经功能缺损，缺血性卒中是 CAD 患者最常见的脑血管病变类型。CAD 偶尔可导致蛛网膜下隙出血。①疼痛。CAD 形成后可导致局部疼痛，形式多样，抽痛或刺痛样，可为单侧、双侧，如继发蛛网膜下隙出血、头痛剧烈。部分患者可出现搏动样耳鸣，少数和椎动脉夹层患者还可表现为单侧上肢疼痛。②神经功能缺损症状。临床症状与其他病因所致脑神经麻痹和脑血管病症状无差异，50% ～ 95% 的 CAD 患者出现脑或视网膜缺血性症状。临床症状与病变血管部位有关，可表现为肢体无力、言语不清、视力减退、口角歪斜、复视等，严重时可致昏迷。

（3）临床体征。与其他病因所致神经系统局灶或全面功能障碍体征没有差异。不过，结合 CAD 的解剖特点，有些重要体征应该关注。①霍纳综合征。血管夹层可导致分布于血管的神经纤维受累。颈交感神经纤维大部分分布于颈内动脉，由于汗腺被分布于颈外动脉的交感神经纤维支配，因此，CAD 患者表现为不全霍纳综合征。②颅神经麻痹。CAD 形成可导致邻近结构压迫症状。部分患者出现颅神经受累表现，发生率约为 12%。后组颅神经症状多见。舌下神经最常见，舌咽神经和迷走神经次之。此外，动眼神经、三叉神经和面神经受累也有报道。③颈部血管杂音。在临床工作中应注意，由于部分临床表现不典型，如仅表现孤立的头痛或霍纳综合征等，容易漏诊。

（4）检查。①颈部超声：彩色多普勒超声（以下简称“彩超”）可以直接观察动脉管壁情况，有利于发现直接征象。② MRI：MRI 弥散加权成像（diffusion weighted imaging，DWI）可早期发现 CAD 导致的脑梗死改变。③ CTA：有助于发现动脉血管壁改变，如狭窄、闭塞、假性动脉瘤、内膜瓣、线样征及双腔征等征象。④动脉数字减影血管造影（digital substraction angiography，DSA）：是诊断动脉夹层的“金标准”，可以提供动脉夹层直接的诊断依据。

（5）诊断。通过详细的病史询问，结合患者的临床症状、体征和辅助检查有助于诊断本病。

（6）治疗。①溶栓治疗。静脉溶栓是治疗缺血性卒中的有效方法。当 CAD 导致缺血性卒中事件时，考虑可能伴随动脉血管壁破坏、血管内膜下血肿形成，临床医师顾虑重组组织型纤溶酶原激活剂（rtPA）静脉溶栓治疗会加重血管损伤，增加出血风险。②抗血小板 / 抗凝治疗。在缺血性卒中的治疗中，抗血小板治疗的重要作用在于预防早期卒中复发。半数 CAD 患者首发症状至卒中发生的时间窗为数分钟至数小时，部分卒中事件在 CAD 警告症状出现后 1 周内发生。这提示如果进行及时干预可以预防卒中事件发生 CAD。③血管内治疗或手术治疗。采用的手术方法包括病变动脉切除、静脉血管替代、血栓处内膜剥脱术及血管补片治疗等。

（7）预后。早期明确诊断积极规范化治疗，多数患者预后良好；延误治疗或有严重并发症的患者预后较差。

8.2　颈动脉痉挛。Thoenissen 等报道了 1 例 66 岁的男性患者，发生了短暂的脑缺血发作或脑卒中的系列症状，经过检查，考虑为茎突颈动脉综合征，经过口外径路切除右侧茎突后，疼痛停止，患者出院后疼痛无复发。讨论认为，全景成像和超声可以替代 CT 检查，也可以应用经颈外径路的 CT 导航；可以考虑试验性手术。作者认为若患者发生颈动脉痉挛症状或脑卒中症状，轻度的、反复发作的，没有很好的定论，应该考虑到茎突异常的可能。Usseglio 报道了 1 例 47 岁男性，2 年来出现头颈部左前外屈曲进而出现短暂性神经病变，表现为右半身感觉异常和左侧视野缩小，头部回到正中后症状减退。在头部正中位和左右旋转时分别行经颅多普勒和主动脉上干的 CTA，显示由于茎突尖端在颈部转动时，刺激颈动脉，造成左大脑中动脉血流中断和左颈内动脉受压，手术切除茎突后完全恢复，增强 CTA 证实压迫消失。Li 等报道 1 例应用超声检查判断茎突过长引起短暂性脑缺血发作。患者为 56 岁的男性，有不明原因的短暂性脑缺血发作史，行彩色多普勒血流成像检测到茎突过长，经颅多普勒监测显示转头时颅内血流发生变化，这可能是首例应用彩色多普勒血流成像和经颅多普勒联合检查，用以评估疑似短暂性脑缺血的颅外和颅内血流的报道。

8.3　颈动脉扭结和颈动脉狭窄。Radak 等报道 1 例非常罕见的病例，患者为 62 岁的女性，脑卒中后右侧肢体无力 2 年，行颈动脉彩色多普勒扫描和MD-CTA，前者显示左侧颈内动脉狭窄75%，右侧颈内动脉狭窄50%；后者显示双侧茎突异常及明显的左侧颈内动脉大于90%和右侧颈内动脉扭结相关。行左侧颈动脉内膜切除术，后又行左侧茎突切除术，术后病情稳定。

8.4 颈动脉痉挛所致的偏头痛。茎突过长和角度异常可以引起颈内动脉的病变，也可以引起颈外动脉分支的病变，这些病变常见于颈外动脉痉挛所引起的偏头痛，即所谓的动脉痉挛性偏头痛。此种头痛所涉及的范围包括单侧的颈外动脉支配整个区域，表现为该侧颞部以上部位跳动性的头痛，以颞部为重，可以伴有同侧的面部潮红，疼痛时可以触摸到颞动脉的明显搏动增强。

笔者曾诊治过1例反复发作的偏头痛患者，经过检查发现同侧的茎突4.4 cm，茎突骨不连接，行经口内径路茎突截短术，术后反复发作的头痛消失，现在已经随访3年多，未见疼痛复发。

8.5 茎突异常致颈动脉支架断裂。Hooker报道了1例患者，在其钙化的茎突舌骨韧带附近放置颈内动脉支架，导致支架断裂，随后造成支架和血管的堵塞，因此采取了其他措施进行补救。Mann报道了3例因为钝性外伤发生的颈动脉损伤或伴有导致钝性外伤的晕厥的患者，1例因为颈动脉压迫，2例因颈内动脉实际损伤，最后考虑是茎突过长的原因，颈动脉支架置入术是颈动脉损伤的有效方法，对于担心将来的颈动脉损伤，可以进行茎突切除术来进行治疗。

以上所发生的症状体征多被称为茎突颈动脉综合征，我国多认为是茎突综合征的一种颈动脉疾病的类型。国内关于茎突异常引起血管性头痛的病例或分析不少，但是茎突异常引起颈动脉实际损伤的报道尚未见诸报端。

（张庆泉　王强　陈秀梅　姜绍红　王春雨　王永福　于伟　王文一）

9. 茎突异常与神经类疾病

茎突异常最易引发问题的神经就是舌咽神经，这与两者密切的解剖关系有关。茎突与面神经的解剖关系也较密切。其他的神经问题与茎突异常没有直接的关系，但可能与茎突附着的肌肉、韧带异常有关；也可能与周围的关节、周围的肌肉韧带有关；还可能与头颈部的发育异常，或外伤导致的茎突与周围的神经发生了接触有关。

9.1　舌咽神经痛。主要讨论继发性舌咽神经痛的有关问题。

黄新辉、韩云志等发现舌咽神经在颅底茎突和茎突诸肌的中后部与迷走神经、副神经一起自颈静脉孔出颅，在近颈静脉孔处膨大形成下神经节。舌咽神经干向下、向前走行，沿途不断发出分支支配茎突咽肌，并与其他神经交通，于茎突咽肌的内侧、舌骨舌肌的深面，分成其终末支（舌支及扁桃体支）。舌咽神经在茎突咽肌的深面到颈动脉分叉的距离为 23 ～ 47 mm，到乳突尖的距离为 7 ～ 15 mm。

Asherson 于 1957 年报道 1 例 50 岁的男性患者，主诉舌骨区域的阵发性、短暂性剧烈疼痛，放射至右侧扁桃体、软腭及右耳 2 年。吞咽、说话可以激发疼痛。X 线检查证实右侧茎突过长，咽部扪诊能触及茎突尖端，并随头部转动在软腭与咽腭弓之间滑动。手术切除 1.6 cm 茎突后，症状消失。

林筱周报道 1 例 30 岁男性患者，在扁桃体切除后发生左侧咽部不定时的短暂性针刺样疼痛，下午加重，晚上更重，疼痛向左耳及头部放射。药物治疗后仍然发作，第 2 年出现左侧耳鸣，左侧舌缘麻木，运动欠灵活，味觉减退，同时头部左侧转动受限，唾液增多。第 7 年发生不稳的感觉，检查确认茎突过长，但咽部不能触摸到。后来行颈外径路茎突探查术，术中发现茎突形态与 X 线片显示一致，且能摆动，切除 2.3 cm 茎突，术后咽部刺痛感消失，3 ～ 4 小时后耳鸣消失、唾液减少，术后 3 天咽部异物感、舌缘麻木感消退，身体的不稳感也逐渐减轻。

许光义报道的原发性舌咽神经痛，手术切除部分茎突，首次未奏效，再次手术切除舌咽神经末梢支才收到效果。以此认为，伴有茎突过长的舌咽神经痛是否系原发性，有待于以后进一步研究。

笔者等报道了茎突异常继发舌咽神经痛的8例患者，在一侧咽部和舌缘发生针刺刀割样疼痛，吞咽、转头等动作可以诱发或加重，局部触摸可触及硬性隆起，而且有诱发疼痛发生。在行扁桃体切除后，先分离查找舌咽神经的舌支和扁桃体支予以切断，而后切除过长的茎突，使疼痛消失，手术简单，效果良好。

董频等报道了1例茎突过长诱发舌咽神经痛的患者，经颈部径路行茎突截短术，同时分离舌咽神经干于颈静脉孔处予以切断，取得了很好的效果。

Kent等在对Eagle综合征患者、舌咽神经痛患者和正常对照组患者行茎突CT检查时，发现茎突尖端至扁桃体的距离，Eagle综合征患者最近，舌咽神经痛患者次之，对照组最远，从另一个角度说明了茎突过长较易诱发咽部和神经的症状。

胡中旭报道了2例茎突过长引起的舌咽神经痛，经过检查分析得以正确诊断，后来针对原因进行了治疗。

Kumai报道了茎突异常和舌咽神经痛同时存在的14例患者，6例进行了经口的茎突切除术，未做舌咽神经手术，5例症状完全缓解，并观察了舌咽神经痛的疼痛消失情况，2例效果不佳者行微血管减压术，是茎突过长的症状还是舌咽神经痛？提示在这两种情况下，术前鉴别诊断是有困难的，耳鼻咽喉科医师和神经科医师之间需要密切合作。

Maher等报道了1例茎突过长和舌咽神经痛的41岁患者，保守治疗无效后，随后接受了超声引导下短时间止痛的茎突周围的类固醇注射，疼痛消失，随访观察。

Saccomanno 描述了 1 例 60 岁女性患者，患有严重的三叉神经痛和舌咽神经痛，保守治疗 4 个月症状无改善，在多次就诊后，行 CT 检查确诊为茎突过长，行茎突切除术后症状消失。

综上所述，笔者认为继发性舌咽神经痛的病因为：①颅内舌咽神经受损，可有桥小脑角和颅后窝肿瘤、上皮样瘤、局部感染、血管性疾病、颈静脉孔骨质增生、舌咽神经变性。②颅外的舌咽神经受损，可有茎突过长、鼻咽部和扁桃体区域肿瘤、慢性扁桃体炎、扁桃体脓肿等。茎突异常所诱发的舌咽神经痛主要与咽部的运动、吞咽动作、头部转动等因素有关。③除了舌咽神经痛的症状外，也可以伴有咽部异物感、唾液增多等，多数情况下，舌咽神经痛无明显的舌咽神经病理改变。舌咽神经痛为突然发生的一侧舌后 1/3 和扁桃体剧痛，并迅速放射到咽、喉、软腭、耳咽管、外耳道、中耳及外耳的前后区域。④临床上应与三叉神经痛、喉上神经痛、膝状神经痛、蝶腭神经痛、颈肌炎病和颅底、鼻咽部及小脑脑桥角肿瘤等病变引起者相鉴别。

茎突异常继发舌咽神经痛的治疗有药物治疗：①使用卡马西平、苯妥英钠，通常可有效缓解疼痛。卡马西平与苯妥英钠联合应用，效果较单药应用好，但是要注意，该类药物有锥体外系的不良反应，服药期间减少运动。②封闭治疗，疼痛发作时，可以用 2% 的利多卡因注射到舌根部和扁桃体可立即缓解疼痛。进针深度以 1.0 ～ 1.5 cm 为宜。③药物治疗效果不佳也可以进行手术治疗：手术治疗有茎突截短术联合舌咽神经末梢支切断术、颅外茎突截短及舌咽神经干切断术、咽上神经切断术、迷走神经咽部神经切断术、颅外舌咽神经血管减压术等。经口腔内行病侧茎突截短及舌咽神经末梢支与迷走神经末梢支 1 ～ 2 根纤维的切断术，疗效确切，且不易伤及其他神经，但术后可发生该侧咽部干燥感、不同程度的软腭麻痹、咽壁感觉部分丧失及舌后 1/3 味觉障碍等并发症。但是茎突截短术联合舌咽神经末梢支切断术是近几年手术治疗的发展，没有发生以上并发症。

继发性舌咽神经痛在治疗发病原因的同时治疗神经痛。

9.2　霍纳综合征。Chang 等报道了 1 例孤立性无症状的霍纳综合征的患者，是由于颈内动脉在颈部按摩过程中被过长的茎突动态损伤所致，没有 CAD 的证据。

9.3　后组颅神经受压。Aydin 等报道了 5 例 22 ～ 68 岁不同后组颅神经症状住院患者的临床资料，CT 检查提示茎突过长，认为茎突的异常可以对后组颅神经及动脉、静脉造成压迫而产生症状，应引起临床注意。

9.4　舌下神经麻痹。Altun 报道了 1 例 43 岁的 Eagle 综合征患者，因双侧舌下神经麻痹，拔管后发生急性气道阻塞。患者双侧茎突舌骨韧带过长，计划手术切除。手术后拔管时发现患者的语言、吞咽和舌体运动显著障碍，经评估认为这些症状与双侧舌下神经麻痹相关，在重症监护室对患者进行密切监护48小时，后送回普通病房。在术后6个月的随访中，患者没有进一步的感觉异常和其他症状。Eagle综合征的诊断和治疗对医师是一个真正的挑战，尤其是在围手术期并发症方面，外科医师和麻醉师的密切合作至关重要。

9.5　面神经麻痹。Hashim报道了1例39岁的男性患者，患有左侧面神经麻痹，伴茎突综合征典型症状9年。行CT三维重建证实了诊断，先行保守治疗，没有明显的改善，建议患者进行手术，但是患者拒绝，后来观察治疗。穆文新报道了1例茎突过长导致面神经麻痹的患者，提出茎突异常可能是面神经麻痹的一个原因，在治疗效果不佳的情况下，应该考虑到是否有茎突异常的可能。Peus报道了1例复发性周围性面部轻瘫的病例，反复发作，时轻时重，经CT检查确诊是由于茎突粗大导致的复发性面瘫，行茎突切除术后再无面瘫发生，所以对反复发作的面瘫或久治不愈的面瘫，应该及时行茎突影像学检查，当然应该排除肿瘤。陈隆辉在《茎突异常症古今医鉴》一书中引用2例病例。1例是45岁女性，咽痛伴右耳痛1年，右侧面瘫7天住院，检查发现右侧茎突过长，手术治疗后面瘫恢复。1例是32岁女性，咽部堵塞感2年，右侧面肌抽搐1年，右侧面瘫2天。咽部触诊可触及压痛，右侧明显，X线检查示茎突过长，右侧达6 cm。保守治疗无效后施行右侧颈部径路茎突截短术，术中发现先暴露茎突尖端，向根部分离时完整暴露茎突，见其由根部向下走行 1 cm 后又折向前、向下，折角处为膝状膨大，面神经被压于膨大折角的茎突之下，该处面神经表面肿胀不平，在茎突孔外分离面神经总干，切断折角处茎突，接触面神经压迫并适当保护，术后面肌运动逐渐恢复。2 年后复查恢复正常。

目前报道茎突引起面神经麻痹的患者屡见不鲜，但是发生了面神经麻痹以后，特别是在治疗效果不好的情况下，我们是否进行了茎突有关症状的询问？是否进行了相关的检查？是否进行了影像学检查？提醒大家注意。

（张庆泉　王春雨　于伟　王强　姜绍红　王永福　王文一）

10. 茎突异常与头面颈部疼痛

茎突异常可以引发许多部位的疼痛或功能变化，如引起颈部疼痛、面部疼痛、头部疼痛等，国内外专家报道很多，结合我们在临床的发现，依次叙述。

10.1　扁桃体术后茎突异常发生肩部疼痛。危高生等报道了在扁桃体切除后发生一系列症状的患者，其中有 2 例在扁桃体切除后，发生了咽部的针刺样疼痛，有 2 例疼痛发生时放射至肩部，经过检查确定茎突过长，行茎突截短术后咽部、肩部疼痛随之消失。这与茎突异常影响刺激了周围的韧带、肌肉、神经有关。臧洪涛报道过 1 例扁桃体术后发生咽痛及异常的患者，经过再次手术切除部分茎突而治愈。

10.2　茎突异常与面部、颈部放射性疼痛。李力等报道了17例患者，其中有10例除了咽部的症状以外，还不同程度地伴有面部、颈部的放射性疼痛，经过综合检查分析，确定为茎突异常所致，经过颈外径路行茎突截短术，症状消失。佘小伟等报道了12例患者，其中7例患者伴有同侧耳部、颌下、颈部牵扯性疼痛，1例患者头颈部疼痛，确定为茎突综合征后，经口内径路行茎突截短术，症状消失。

Ho报道了5例颈静脉受茎突压迫的患者，均行茎突截短术，其中5例中有4例伴有颈痛，术后症状立即缓解，他们考虑是茎突异常与C1横突并列引起的，讨论认为，如果茎突与C1横突并列，即使茎突不长，也可以引起症状。Vieira等报道了736例利用数字全景照片观察茎突长度，确定了超过30 mm即为茎突过长，认为Eagle综合征是由过长和变形的茎突压迫或僵化 / 钙化的茎突韧带引起，是以面部疼痛和颈部疼痛为特征，可与多种面部神经痛、口腔和牙科疾病及颞下颌关节疾病有关或混淆等，临床应该注意。Sowmya等报道1例38岁的男性患者，表现为单侧非典型性口面部疼痛，放射至颈部，经过药物治疗可以临时减轻症状，经过影像学检查，确定茎突异常的诊断，后手术治愈。Kumai报道了14例患者出现典型的颅面部疼痛，其茎突长度超过25 mm，分为2组，一组8例药物治疗失败后行手术治疗，5例痊愈，2例不愈又行微血管减压手术；二组 6 例单独接受药物治疗后症状减轻，拒绝手术，继续保守治疗。Jose 报道 12 例严重的颅面部、颈面部疼痛的患者，最后根据临床资料诊断为茎突综合征，经过评估后全部进行了手术治疗，术中发现茎突长度为 40 ～ 43 mm，术后疼痛消失或明显减轻，随访 6 个月，所有患者完全恢复。Eagle 报道的第 1 个病例，患者过长和变形的茎突刺激了邻近结构的功能并引起颈部运动造成口面部和颈部的疼痛，所以被命名为 Eagle's syndrome，翻译成“茎突综合征”或“茎突－颈动脉综合征”。

10.3　茎突异常与隐匿性耳部疼痛。Yasmeenahamed 等对隐匿性耳痛的 Eagle 综合征做了综述，因为茎突的柱状结构、下行的方位和周围神经血管肌肉的关系，茎突的异常可以导致局部和耳部的疼痛、不适，发生率很高。Ranjan 等报道 2 例就诊于口腔医学部的患者，主诉为耳前区放射痛，经放射学检查茎突尺寸增大，诊断为 Eagle 综合征。Paiva 报道认为 Eagle 综合征是一种罕见疾病，经常表现为耳后疼痛，或伴有吞咽困难、头痛、旋转时颈部疼痛及更类似于脑卒中的症状。这是由于茎突过长引起，也可以是茎突舌骨韧带钙化，导致周围组织受压等引起上述症状。治疗可以用保守的疼痛调节剂（如普瑞巴林）或局部封闭（麻醉药和类固醇激素）。难治性患者可以采用手术治疗。Gonzalez-Garcia 等描述了 5 例患者（3 例男性、2 例女性），年龄 24 ～ 51 岁，表现为耳内和同侧扁桃体窝内剧烈的钝痛，伴有颞部慢性的持续性疼痛，吞咽可以引发疼痛加重，这些患者曾就诊于耳鼻咽喉科、口腔科、疼痛科。4 例患者通过神经调节治疗后症状改善，只有 1 例需要手术治疗。结论认为，茎突综合征是一个不太容易被确诊的颅面部疼痛的原因，检查应该全面、仔细，诊断后可以先进行神经调节治疗，不愈后再考虑手术治疗。

10.4　茎突异常与张口受限。Aldelaimi 报道 1 例茎突异常患者发生了张口困难。患者为 30 岁男性，主诉右侧面部疼痛，影响张口，导致右侧口角偏斜 6 个月，经过体检和放射学检查，确定为右侧茎突过长，采取口腔径路手术切除右侧过长的茎突，术后随访 5 个月未再出现症状。

10.5　牙科手术后发生茎突综合征。Li 报道了在牙科手术后发生茎突综合征的患者，患者在智齿拔出后出现症状，以前发表的文章都是表现为牙源性疼痛，没有牙科手术治疗后发生茎突综合征的。也有不少茎突异常引起牙痛的报道，需引起注意。

10.6　茎突异常与颞下颌关节功能紊乱。Krohn 对 192 例颞下颌关节功能紊乱的患者进行了茎突的影像学检查，以研究茎突异常与颞下颌关节功能紊乱的关系，发现在一组颞下颌关节功能紊乱患者中茎突可以诊断为过长，但是女性患者则表现出与身高有关的更长的茎突，最后结论认为，颞下颌关节功能紊乱与茎突异常似乎无关。但是也有报道茎突异常可以引起颞下颌关节炎症或功能紊乱，临床注意观察。

（张庆泉　王春雨　于伟　王强　姜绍红　王永福　王文一）

11. 外伤与茎突骨折和茎突综合征

茎突位置深在，一般的外伤很难涉及茎突，但颈部、乳突部或下颌骨骨折可能影响茎突，甚至造成其骨折或周围的外伤，从而产生症状。

卢永德在 1995 年发表的茎突综合征的文章中涉及 1 例患者，术中发现其茎突已骨折。

Mann 报道了 3 例因为钝性外伤后发生了颈动脉压迫（1 例）或颈内动脉实际损伤（2 例），在检查分析了患者资料后，他们认为钝性创伤所致的颈动脉损伤或伴有导致钝性创伤的晕厥的病例，应该考虑到茎突异常的问题，颈动脉支架置入术是治疗颈动脉损伤的有效方法，对于颈动脉压迫引起的症状或担心将来的颈动脉损伤，可以进行茎突切除术。

Tiwary 等对 1 年内颌面部创伤患者进行前瞻性评估，记录患者的特征、损伤模式和分布、茎突长度。根据颌面部骨折部位将患者分为 5 组，又根据茎突长度分为 2 组，评价颌面部创伤与茎突骨折的关系，结果在 84 例患者中，27 例患者 [14 例男性，13 例女性；平均年龄（25.7 ± 8.92）岁] 发生骨折。最常见的原因是道路交通事故，多为下颌骨和面部多发骨折同时伴有茎突骨折。骨折患者茎突的平均长度为（2.46 ± 0.89）cm，茎突长度与断裂之间无相关性，所有患者施行针对性治疗，效果良好。结论认为在发展中国家，茎突骨折是相对常见的损伤，仔细检查对及时诊断和治疗护理至关重要。

Khan 等报道了 1 例颈部外伤后发生颈部疼痛和持久性面部疼痛的患者，曾反复就诊于多个科室。通过详问病史、体格检查和锥形束计算机断层扫描（cone beam CT，CBCT）确诊为茎突过长而且伴有茎突骨折。后进行了适当的治疗，该病例显示了 CBCT 在诊断和鉴别茎突骨折与假关节中的应用。

Rahman 等报道了 1 例颈部创伤后出现了 Eagle 综合征的病例。经过团队反复的分析讨论，认为是由于颈部外伤诱发了茎突过长的一系列症状，如头颈部外伤后发生的覆盖整个头颈部的疼痛，有时这些症状与各种各样的面部疼痛和面部神经痛相混淆，要逐步排除其他诊断，再通过放射学检查来诊断。该患者确诊后通过手术治疗得以痊愈。

茎突骨折后是否发生症状，一定要根据患者的症状及影像学茎突骨折的走行来综合分析（图 1）。因为这种外伤骨折都比较复杂，若不确定症状是否与之有关，一定要仔细分析。

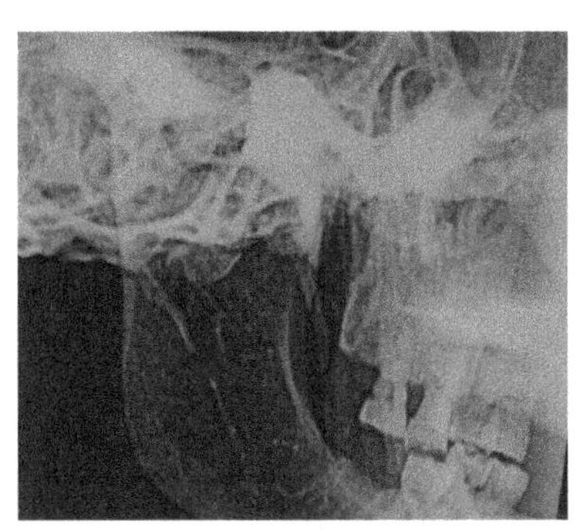

图 1　颈部外伤后颈痛，茎突 X 线检查怀疑茎突骨折（烟台毓璜顶医院提供）

（张庆泉　王强　于伟　王春雨　姜绍红　王文一　王永福）

12. 茎突异常与咽部症状

茎突综合征发生的咽部症状最多，原因比较复杂，临床表现也各不相同。因此，学界对这一综合征的认识和描述也可能带有局限性与片面性。有人将茎突综合征分为以咽部症状为主的典型的茎突过长症和以头颈痛为主的颈动脉压痛症两大类。也有分为感觉异常、神经痛、颈痛3种类型。本章主要讨论一下茎突异常与咽部诸症状的关系。

12.1 咽部异物感。是茎突异常所发生的咽部症状中最常见的症状。咽部异物感是由多种因素引起的：局部的，如扁桃体结石；全身的，如反流性咽喉炎；恶性的，如喉咽部恶性肿瘤等，但是这些原因也都各有特点。咽部异物感可以导致吞咽困难，或引起频繁的吞咽动作，在空咽或饮水时出现，进食时反而不明显。有人在扁桃体切除后发生此症状，感觉长期咽部伤口未得到愈合，或创面内有鱼刺样感觉。

（1）茎突异常引起的咽部异物感特点。咽部异物感位置是固定的，有时在茎突骨不连接的情况下，位置可有所移动，但是基本局限于同侧，空咽时症状明显，进食时症状可以消失。但若茎突尖端明显突到咽部，在前弓等位置明显可以触摸到硬性隆起，也可以进食时有感觉。

（2）其他引起咽部异物感的疾病特点。①反流性咽喉炎。患者咽喉部有肿胀堵塞的感觉，是弥漫性的，而且伴有胃灼热、反酸等感觉，喉镜检查时可以见到喉后区黏膜的增生、肿胀等，抑酸抗反流治疗有效。②喉咽恶性肿瘤。早期的症状也是咽部异物感，位置也比较固定，所以要认真检查喉咽部、舌根等位置，特别是遇到几种疾病同时存在的情况下，更要全面检查。③扁桃体结石。是咽部常见疾病，在结石没有突到陷窝口时不能发现，要靠触摸才能感觉到，容易和茎突过长的触摸误诊，但是茎突过长的隆起不一定在扁桃体部位，可以在前弓和后弓，也可以在扁桃体部位，结石大部分触摸时是不规则的，而且必须在扁桃体部位。④梅核气（咽部异感症）。这是一种咽部神经性感觉症状，是没有局部的异常刺激而发生的一种咽部异常感觉，这种异物感位置是不固定的，可以时而右侧，时而左侧，吞咽正常，多见于更年期的女性患者和精神类型比较多思多虑的患者。以前有报道慢性咽炎患者雌雄激素的变化，最后认为，咽部的这种情况与雌激素增高有关，也就是与自主神经功能紊乱有关，主要是更年期的患者。当然还有其他原因可以引起咽部异物感，国内最早的咽部异物感的综述文章是《国外医学耳鼻咽喉科分册》1977 年第 1 期的第 1 篇，笔者反复阅读过该文章，受益匪浅，值得推荐。

12.2　咽部疼痛。是茎突异常引发的咽部症状，列所有咽部症状的第 2 位。有 2 种情况：第 1 种是茎突异常刺激了周围的神经，主要是舌咽神经，发生了舌咽神经痛，详见茎突异常与神经类疾病；第 2 种是茎突异常刺激咽部的黏膜、扁桃体组织、舌根等结构引起的疼痛。咽部疼痛可以位于扁桃体部位，也可在舌根的部位，有时在舌骨区域。其性质也是因人而异的，有的只是咽部不适，有的是胀痛、钝痛、刺痛，也可以有剧烈的撕裂痛、刀割痛。其可以是阵发性的、快速的闪电样的，也可以是持续性的。但是位置一般是固定的，常可因为吞咽、说话、头部的转动及仰头、低头而发作或加重。

（1）茎突异常所引起咽痛的特点。是局部闷痛、钝痛等，而非针刺样疼痛，可以随着咽部刺激的轻重而不同，茎突异常引起的这种疼痛，在轻咽时，症状明显，进食软硬食物时则疼痛减轻或不明显。而非急性炎症的疼痛，空咽轻，进食加重疼痛。

（2）其他疾病引发的咽部疼痛。①急性扁桃体炎。此类型咽痛是比较重的，空咽轻，进食加重，随着事物的干稠度，疼痛减轻或加重；疼痛位置也是固定的，但是可能是双侧，也可能是单侧，咽部常规检查可以确诊。②咽部溃疡。咽部一般有外伤史，如进食鱼类后发生，或剧烈咳嗽后发生，或剧烈呕吐后发生，位置也是固定的，吞咽加重可以鉴别，咽部检查可以诊断。③扁桃体肿瘤。局限性扁桃体的肿瘤，良性肿瘤一般没有疼痛，合并感染可以有疼痛感，恶性肿瘤常合并表面溃疡，甚至感染，疼痛严重者常见于恶性肿瘤深部感染，有火山口样改变者。

12.3　其他咽部症状。有时可以有咽痒咳嗽存在，但是位置是固定的，在咽部动作或转头时或颈部转动时发作或加重，此种情况可以伴有咳嗽。有报道25例因为茎突异常引起的慢性咳嗽患者，经过其他治疗无好转，按照茎突综合征治疗，效果良好。唾液增多是茎突综合征文章中经常描述的症状，多在其他症状存在的同时而存在，是直接与茎突过长有关，还是咳嗽、频繁吐痰造成的值得探讨。以上的症状可以单独存在，也可以合并存在，可以先是单侧，后延续到双侧，但是一侧是重的而且始终存在。

（张庆泉　王永福　王文一　王强　于伟　王春雨　姜绍红）

13. 茎突异常与其他症状体征

如前面所述，茎突异常引起症状的原因是复杂的，临床表现也各不相同，有些对这一综合征的认识和描述不一定全面，也不一定正确，有些带有局限性或片面性。

有专家将茎突综合征分为以咽痛和咽部异物感为主的典型性茎突过长症和以头痛、颈痛为主的颈动脉压痛症两大类。也有专家认为是以感觉异常、神经痛、颈痛为主的3种类型。除了咽痛、咽部异物感、颈痛、头痛等主要症状外，还有报道的少见的症状。是否与茎突异常有关，各位专家可以在分享病例的情况下，斟酌分析，去伪存真，使此病的诊断得以升华。

茎突综合征的常见症状是单侧咽痛、单侧的咽部异物感及单侧的下颌角、颈部的疼痛、耳痛、牙痛、头痛等；还有少见的耳鸣、腭痛、舌痛、舌发硬、味觉改变、牙龈痛、流涎等；更少见的症状有身体的漂浮感，或有轻度的头晕、肩部及锁骨的疼痛，个别患者兼有声音嘶哑或下颌角牵扯感。

唐淑君等报道了 1 例茎突过长引起腭肌阵挛的患者，经过影像学检查，得以确诊，经过手术治疗，效果良好。镡旭民等报道了 25 例慢性咳嗽的患者，一般药物治疗效果不佳，最后经过影像学检查，确定为茎突过长原因，经过按照茎突过长施行药物治疗，部分有效，无效者施行手术治疗，咳嗽停止。

以上这些症状开始基本都是单侧的，后来可以发展为双侧。也可以发生于扁桃体切除或扁桃体发生急性炎症的前后。

咽部的症状千变万化，不能一一列之，但是一定注意，发现一般咽部疾病不能解释的咽部固定位置的感觉，一定要做茎突方面的详细检查。

（张庆泉　王文一　王永福　王春雨　于伟　王强　姜绍红）

14. 咽部触诊

触诊是医师的基本功，特别是腹部的触诊尤其重要，但是胸部和其他部位的触诊也是不可忽视的，如耳鼻咽喉科的触诊。

耳鼻咽喉科的触诊根据部位的不同，触诊的方式、方法都不一样，如颈部的触诊、咽部的触诊、鼻咽部的触诊、喉部的触诊、鼻面部的触诊，各不相同。鼻咽部的触诊因为鼻内镜的开展，现在已经基本不做，但特殊情况下也要做。

茎突综合征的触诊要注意两点。第一点是咽部触诊时，医师先交代患者触诊注意的问题及应做相应的配合，然后根据检查的侧别不同，选择使用左手、右手来分别进行触诊。例如，行右侧咽部的触诊，应右手戴手套，站立于患者右侧，左手从后面轻轻地环抱患者头部，嘱患者张口，轻轻呼吸，然后将手深入口腔，直至咽部，从扁桃体的前部、上部开始，向后、向下触摸，此时如患者恶心可放缓进行。第二点是触摸时注意局部有无孤立性的硬性隆起或触痛的部位均要注意，触摸结束，要注意手套指头有无出血，如有出血发生应再看口咽部，检查出血的部位。

茎突过长的触诊是 1926 年德国柏林大学教授 C. N. Eichen 首先提出对所谓的原因不明的咽痛、咽下痛患者应该进行咽部的局部触诊，以期发现过长之茎突，从而为茎突所引发的症状提出了这一个可能的原因。直至现在，触诊一直是诊断茎突综合征的咽部检查的基本点，不可忽视。

咽部触诊发现局部的隆起和局部的痛点后，对茎突综合征的诊断提供了临床条件，但是注意，不同部位的隆起，对手术的径路提供了参考，如舌弓部位的硬性隆起，此时可以经此部位直接切开咽部黏膜，进行茎突尖端的分离，而不必要切除扁桃体。如果隆起在扁桃体的部位，则需要进行扁桃体的切除，或行扁桃体外侧切开进行手术。对有局部痛点的要注意，这也是诊断茎突综合征的重要条件，不可忽视，局部的封闭和影像学检查是必需的。

（张庆泉　张芬　李宇玥　王贝贝　王小雨　于伟　王春雨）

15. 茎突异常的 X 线检查及改进

茎突位于颞骨鼓部下面，乳突尖的内上方，外耳孔内下约 1 cm 处，向前下内伸展，与冠状位的角度为 11°～25°，长度的个体差异较大，影像学分为有未发育、发育不全及正常、过长型。过长或角度异常可以引起咽部及周围结构的症状。X 线检查是常规的诊断茎突异常的辅助手段，至今仍然不可完全替代，下面根据摄片方法的变化分别描述。

15.1　传统的茎突 X 线摄片方法。

（1）茎突前后位（也称茎突后前位）。①摄片目的：观察茎突的长度及向内的伸入角度。②胶片尺寸：12 cm × 17 cm（5 英寸 ×7 英寸），摄双侧。③摄影体位：患者仰卧于摄影台上，头枕于顶端抬高 13° 的暗盒架上，使听鼻线与胶片垂直，正中矢状面向对侧旋转 5°，嘱患者尽量张大口，外耳孔置于胶片上 1/3 高度，以同样的位置摄取对侧茎突于同一片上。④中心线：垂直于台面，经被检测乳突尖内 2 cm 处射入胶片中心，注意焦片距两侧相同。⑤照片显示茎突根部与尖部完整地显示于下颌骨升支与颈椎之间的空隙中，其上外方可见乳突尖部蜂窝组织影像。

此部位也可用不变体位，将胶片横向放置，包括两侧乳突，使中心线对准鼻尖，垂直于台面，采取双侧同时曝光的方法，影像显示茎突投影于双侧上颌窦中。

（2）茎突侧位。①摄片目的：观察茎突侧位的影像及向前伸的形态、角度及长度。②胶片尺寸：12 cm × 17 cm（5 英寸 × 7 英寸），摄双侧。③摄片体位：患者俯卧于摄影台上，身体姿势如头颅侧位。头侧转，被检测者贴近胶片。头颅矢状面与胶片平行，瞳间线与胶片垂直。下颌前伸，成反咬合状，以使颈椎与下颌骨升支后缘之夹角增大。同法摄对侧以资对照。④中心线：向顶端倾斜 10°，经上面的下颌角后缘，达到被检测外耳孔下内 1 cm 处射入胶片 1/2 份的中心。⑤照片显示下颌骨升支上部、乳突部及颈椎上部影像，茎突投影于外耳孔下方，下颌骨升支与颈椎之间，为根部圆顿、尖部细长的微密骨质影像。

15.2　影像摄片的改进。马厚升针对 X 线摄影拍摄茎突的难点，介绍一张片 3 次曝光显示茎突正侧位的方法。胶片：10 × 12 IP 板（普通胶片亦可）。滤线设备：滤线器（–），遮线器（+）。

（1）正位。取 10 × 12 IP 板竖放于 13° 角度盒上用 10 cm ×

12 cm × 12 cm铅板遮盖其下1/2部分，并将“右”字贴于右上角，嘱患者仰卧于摄影台，头枕于摆放好的IP板上，头颅矢状面与台面垂直，双手臂及下肢自然伸直，两外耳孔连线中点置于显示IP板上2/3中心处，下颌尽量下压，并嘱患者张大嘴、屏气；中心线：对准两外耳孔连线中点下1.5 cm处垂直射入；距离：用中远距离（以减少放大率），一般90～120 cm。摄影条件：IP板，65 kV、15 mAs左右；普通胶片：65 kV、45 mAs左右。

（2）侧位。先照右侧位，将刚用过的10 × 12 IP板竖放于摄影床上10 cm × 12 cm × 12 cm铅板遮盖其上1/2部分（已照正位），并将下1/2的左1/2部分用小铅板遮盖，嘱患者仰卧于摄影台，头向右侧转使头颅矢状面与台面成10° 角，双手臂及下肢自然伸直右侧外耳孔置于显示IP板上2/3中心处；中心线：对准对侧外耳孔前下1.5 cm处垂直射入；距离：用近距离（以使左侧茎突放大），一般20 cm左右。摄影条件：IP板，60 kV、9 mAs左右；普通胶片：60 kV、35 mAs左右。用相同方法摄取左侧茎突侧位。

照片显示此方法能清晰地将双侧茎突正侧位显示于一张胶片上，可减少IP板的用量，延长其使用寿命；并有利于观察、测量茎突；亦可减轻患者的经济负担。但用CR投照时应注意正侧位的条件选择，避免因条件引起的影像对比不同，影响整张胶片的清晰度。

15.3 X线体层摄影。①摄片目的：平片茎突显示不清时可行体层摄片。②胶片尺寸：12 cm × 17 cm（5 英寸 × 7 英寸），摄双侧。③摄影体位：患者仰卧，头颅正中矢状面对准台面中线并与台面垂直，下颌内收，枕部用棉垫垫高，听眦线与台面垂直。体层定位点对准两侧外耳孔连线中点下 1 cm 处。④中心线：对准两侧外耳孔连线中点下 1 cm 处至胶片中心。⑤定层：以耳屏到台面的距离为始层，然后向面、枕侧间隔 0.5 cm 各摄一张片。⑥体层方式：直线 30° 或小圆 8° 。⑦照片显示茎突前后位体层像，茎突全长可清晰显示，内听道、齿状突也可显示。

15.4　X 线数字断层融合技术。张安宇等将 X 线数字断层融合技术与 CT 的 3D 及容积重建技术进行对比研究认为，X 线数字断层融合技术可以类同于 CT 的 3D 及容积重建技术。X 线数字断层融合技术的摄片方法：正位时让患者取仰卧姿势，头部垫高使听眶线、矢状面和床面保持垂直，保证双侧茎突在同一平面且与床面平行；侧位时让患者取仰卧位或站立位，头颅保持侧位，头部微倾。根据患者的头型适当调整参数，并使患者保持不动，进行低剂量连续的曝光断层。检查结束后，将所有数据传至工作站进行数据处理，同时对茎突的长度和角度进行测量。

任春旺、李强等也对此项投照技术进行了研究，检查方法为 Safire 断层融合成像技术扫描，曝光时保持被检部位固定不动，得到的多张原始图像（一般为 54 张）自动传入后处理工作站进行重建，由工作站计算机进行 2 mm 层厚重建，得出扫描容积内的连续层面图像。通过工作站上连续播放，选出符合检查目的和诊断要求的图像进行打印。照片显示重建图像能清晰地显示茎突的根部及尖部，无明显伪影显示。

乔建功等使用口腔曲面断层摄影进行茎突骨折的检查，认为口腔曲面断层摄影对颌面部的一些解剖结构较为复杂的检查具有独特的优势，能够清晰地显示茎突，通过旋转去掉对诊断有影响的重叠图像，从而将欲显露的部位清晰显示。

X 线摄片经过了 3 个阶段的发展，第 1 阶段即普通摄片，是屏胶组合的胶片时代；第 2 阶段是计算机 X 射线（computed radiography，CR）阶段，是指在计算机控制下直接进行数字化 X 线摄影的一种技术；第 3 阶段就是现在的 DR 阶段，是采用非晶硅平板探测器把穿透人体的 X 线信息转化为数字信号。

X 线摄影技术在茎突诊断中的应用，是发展最早，也是最适合基层医院的检查方法，后来经过放射科医务工作者的不懈努力，现在已成为很好的茎突异常诊断的技术方法（图 2 至图 7）。

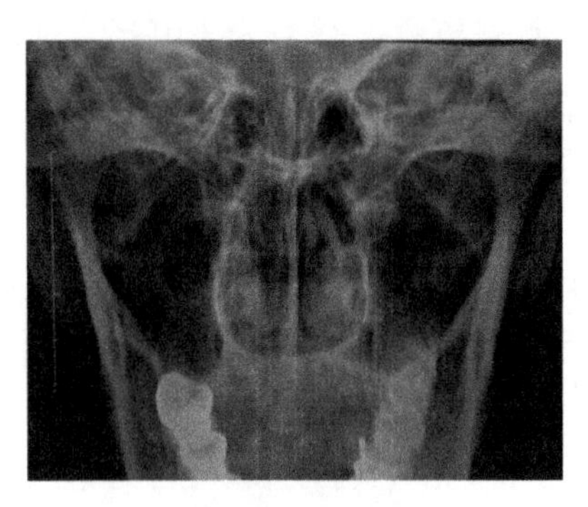

图 2　茎突 X 线正位片
（烟台芝罘医院提供）

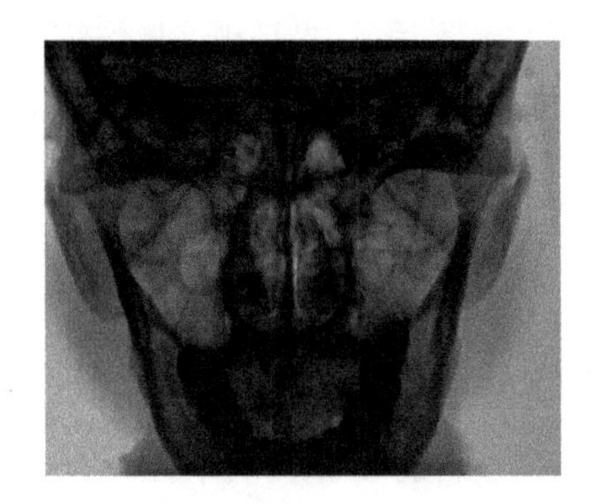

图 3　茎突的正位反转片
（烟台芝罘医院提供）

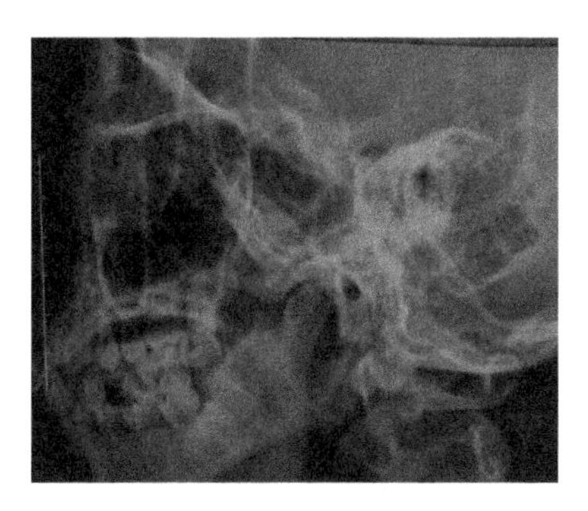

图 4　茎突的左侧侧位片
（烟台芝罘医院提供）

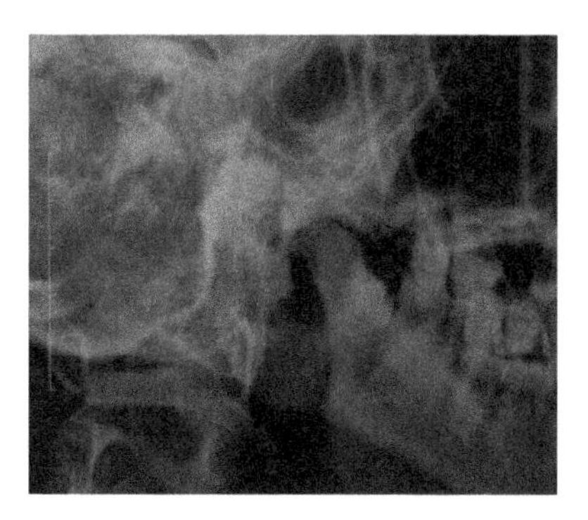

图 5　茎突的右侧侧位片
（烟台芝罘医院提供）

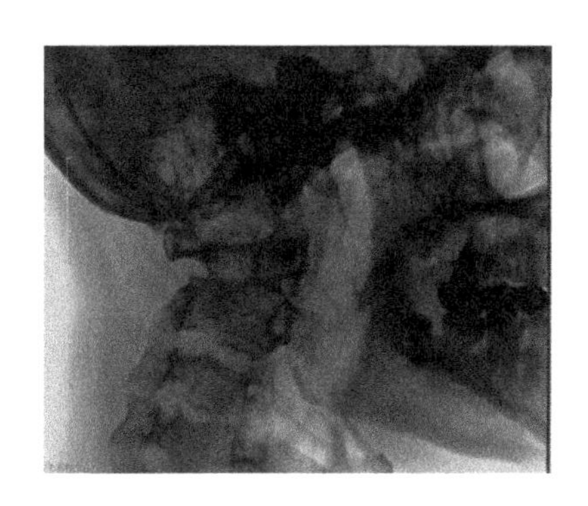

图 6　茎突的右侧侧位反转片
（烟台芝罘医院提供）

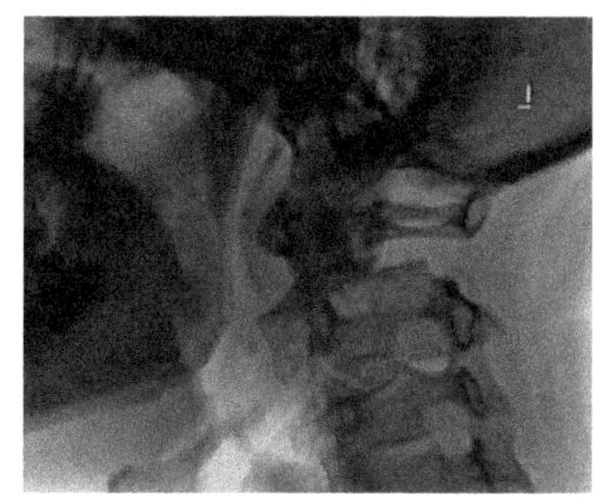

图 7　茎突的左侧侧位反转片
（烟台芝罘医院提供）

（张庆泉　马厚升　迟作强　朱卫峰　栾吉栋）

16. CT 在茎突综合征诊断中的应用

影像学检查是诊断茎突综合征的重要手段，普通的 X 线最早用于茎突综合征的诊断，在茎突异常疾病的诊断中发挥了重要作用，但是因为其分辨率较低，而且颅底及其咽部、颈部组织结构复杂，茎突形态个体差异较大，使得投照角度不易掌握，测得数据不够准确，诊断符合率较低。

自从CT问世以来，其对茎突异常的诊断水平在不断提升。开始的CT层次偏低，其诊断符合率和适度较差，但是也是可以观察的，比普通的X线增色不少；随着多层螺旋CT的日益普及，通过多层螺旋CT的MPR、VR、MIP、SSD检查，可以更清楚地显示两侧茎突的长轴、内倾角、前倾角及韧带、肌肉钙化等解剖图像。

采用多层的螺旋CT扫描机，患者取仰卧位，左右对称，听眦线垂直台面，扫描基线垂直于外耳道，扫描范围在听眦线上1 cm至第5颈椎水平，或舌骨水平以下1 cm，扫描数据经工作站图像后处理。图像后处理包括多平面重建（multi-planner reformation，MPR）、最大密度投影（maximal intensity projection，MIP）、表面遮盖显示（shaded surface display，SSD）、容积重建（volume rendering，VR）。在这几个图像中分别测量茎突的长度、内倾角、前倾角等。以上4种图像后处理图片中均可测量茎突根部至茎突末端的长度，即茎突的长度；前倾角测量侧位图像上听眶线的垂直线与茎突长轴中心线的夹角；内倾角为正位图像上颅底水平的垂直线与茎突长轴中心线夹角。

因为MPR为单一平面的图像后处理，所以只能显示一个平面或斜面图像，难以显示茎突全貌，对于外形完整、走行规则的茎突 MPR 可以清楚地显示全貌（图 8 至图 12）。而对于双侧茎突发育不对称、分节型或走行弯曲的茎突侧难以很好地显示，这就需要 VR、SSD、MIP 成像简单快捷的优势，加上三维重建图像具有任意角度的旋转功能，能够充分完整显示茎突全貌，使得测量结果接近真实数据。一般耳鼻咽喉科医师偏于 MPR 和 VR 检查，而口腔科医师多偏重于 SSD 检查（图 13 至图 15）。

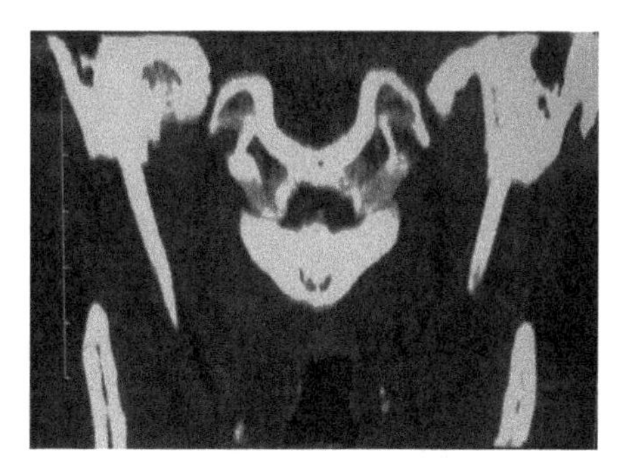

图 8　茎突的 CT-MPR 正位图像
（烟台芝罘医院提供）

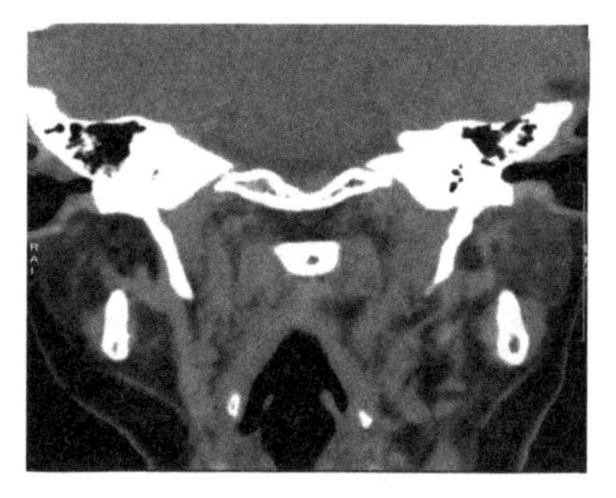

图 9　茎突的 CT-MPR 正位图像
（烟台毓璜顶医院提供）

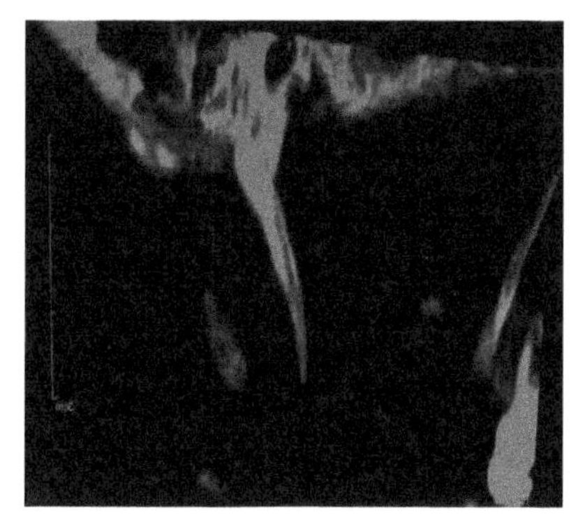

图 10　茎突的 CT-MPR 左侧位图像
（烟台芝罘医院提供）

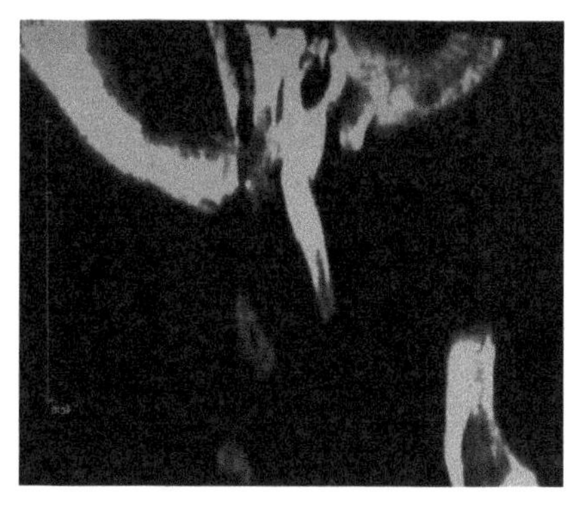

图 11　茎突的 2 排 CT-MPR 右侧位图像
（烟台芝罘医院提供）

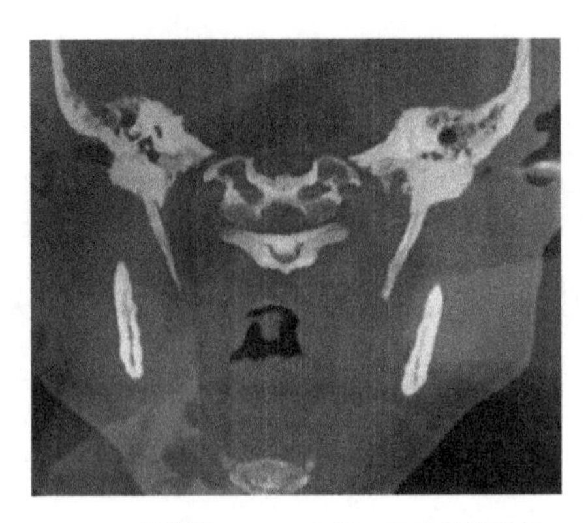

图 12　茎突的 CT-MPR 正位，显示茎突过长
（文登市第一医院提供）

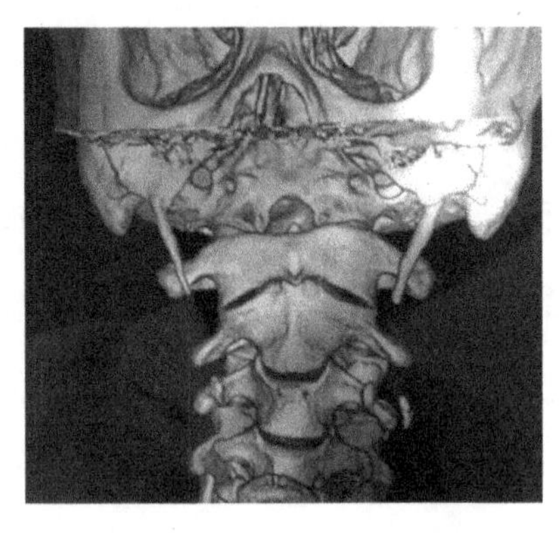

图 13　茎突的 CT-VR 正位，显示茎突过长
（文登第一医院提供，彩图见彩插 1）

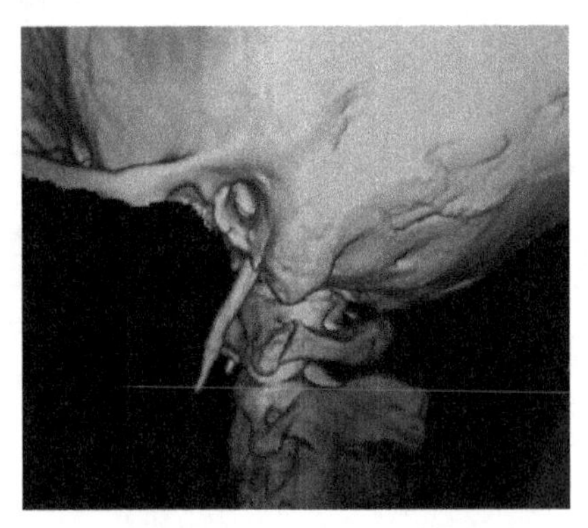

图 14　茎突的 CT-VR 左侧位，显示茎突过长
（文登第一医院提供，彩图见彩插 2）

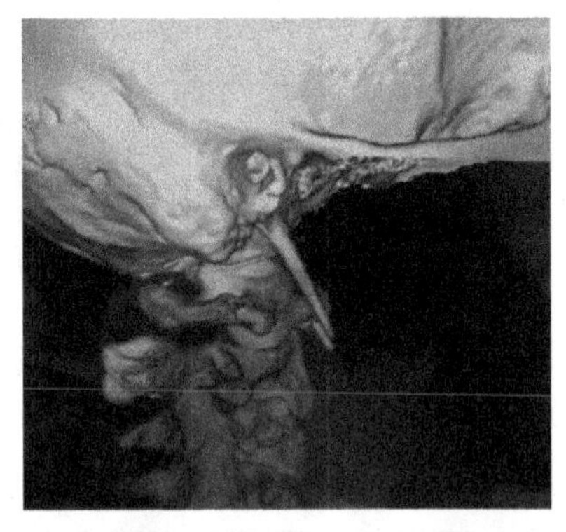

图 15　茎突的 CT-VR 右侧位，显示茎突过长
（文登市第一医院提供，彩图见彩插 3）

虽然普通 X 线平片因其简便价廉，作为筛选的有效方法是很实用的，但在茎突异常弯曲、分节或多节不连接的疑难情况下必须选用多层螺旋 CT 诊断。

（张庆泉　迟作强　马厚升　朱卫峰　栾吉栋）

17. 头颈部 CTA 对茎突异常诊断的临床应用

解剖所示茎突位于咽旁间隙的颈内外动脉内侧之间，以茎突为界，将咽旁间隙分为茎突前隙和茎突后隙，茎突与颈内外动脉的距离，决定着在颈部转动时，茎突是否可以与颈内外动脉相接触，是发生有关颈动脉相关疾病的基础。

陈忠强等对头颈部 CTA 检查的图像进行三维后处理，在此图像上，测量茎突长度、方位角度及茎突尖端与颈内外动脉的最短距离，为临床提供详尽的图像数据。

他们在检查时，受试者取仰卧位，下颌稍抬起并前伸，使下齿列尽量超越上牙列，摆正体位，扫描范围自颅顶至主动脉弓水平，注射药物后，采取对比剂智能追踪触发扫描，较好显示双侧颈动脉，将原始图像传至工作站，采用骨算法及软组织算法两种方法重建。然后利用螺旋 CT 后处理软件，进行 CTA 扫描 VR 及 MPR。除了 VR、MPR 测量同前外，在 CTA 图像进行 MPR 处理后，选取显示茎突尖端到颈内外动脉的最短垂直距离，即为茎突尖端到颈内外动脉的最短距离。

陈忠强的研究显示茎突尖端与颈外动脉最短距离为 0 的右侧 23 例，左侧 21 例，合计 44 例，占总数的 11.2%。茎突尖端与颈内动脉最短距离均值左侧为 6.32 mm，右侧为 6.19 mm。邱大学等测得茎突 – 颈内动脉的距离为 6.43 mm。

头颈部 CTA 可以很好地显示茎突的形态，测量茎突的长度、内倾角及前倾角，更能很好地显示茎突与颈动脉的关系，测量茎突尖端与颈动脉，特别是颈内动脉之间的距离，这对解释一些颈部动脉相关疾病时有很好的临床意义（图 16）。

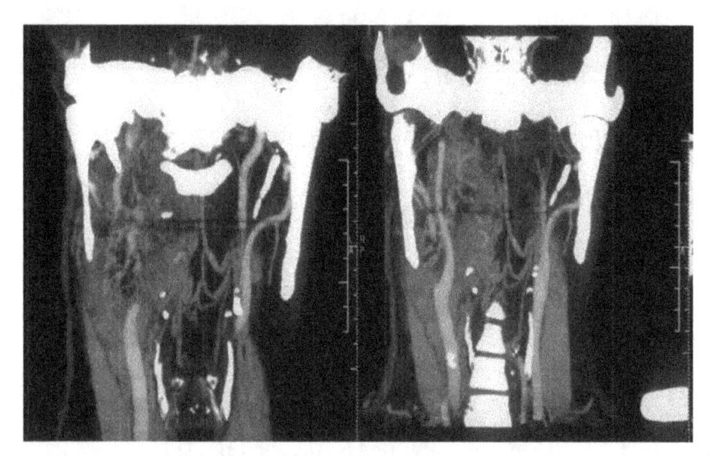

图 16　CTA 检查右侧颅底肿瘤时，发现左侧茎突与颈内外动脉的关系

（山东省耳鼻喉医院王海波、韩月臣提供）

（张庆泉　迟作强　马厚升　朱卫峰　栾吉栋）

18. 茎突异常的彩超扫描

临床医师都知道茎突异常的诊断需要 X 线拍片检查，后来有了 CT，有了更精确的辅助检查手段，但是这些检查还有缺陷，如茎突与周围的软组织、神经血管的关系难以确定，现在 CTA 可以进行这种检查，但是创伤太大，近年来，有使用彩超扫描进行茎突及其周围组织及结构的检查研究，分享给大家。

虽然彩超已经在临床使用多年，但是不论在专业杂志或专著中都没有将其运用于茎突异常的辅助诊断的报道。1994 年钟真伟、聂红等开始对此项检查进行研究，并在其医院逐步开展起来。彩超机器：A-pogee CX 型超声机、日立 Hivision Preirus 型超声机、飞利浦 HD11 超声机。扫描方法：患者平卧，头转向对侧，使颈部肌肉松弛，在颞骨乳突尖和舌骨小角之间，使用 3 ～ 5 MHz 探头检查，可以检测到茎突的长度、直径、形状及茎突与颈内、外动脉的关系。在某些患者中可以发现茎突紧贴颈内动脉或颈外动脉，有些尚可见到茎突尖端紧抵腭扁桃体。研究结果：正常男性茎突长度左侧为（26.8 ± 13.0）mm，右侧为（27.1 ± 14.0）mm；女性左侧为（25.4 ± 12.0）mm，右侧为（25.0 ± 12.0）mm，明显长于 X 线测量值。他们还发现茎突越长，内侧角越大，与颈外动脉就越贴近，临床症状越重。彩超检查可以弥补 X 线、CT 检查的缺陷，能清楚直观显示茎突的长度、粗细、内倾角与颈内外动脉关系。

彩超对茎突异常的研究成功使得茎突的辅助检查又增加了新的项目，特别是针对茎突和周围组织及结构的关系，在术前就更加明确。他们认为彩超可以取代咽部触诊的检查，避免了患者的痛苦。

茎突的彩超检查可以比较清楚地观察到茎突与颈内外动脉的关系，但是需要使用彩色纸质打印才能明确分辨动脉、静脉及其与茎突的关系。

彩超检查可以弥补X线和CT检查的缺陷，能清楚直观地显示茎突的长度、直径、内倾角与颈内外动脉关系，决定了其可以广泛应用于临床检查（图17）。

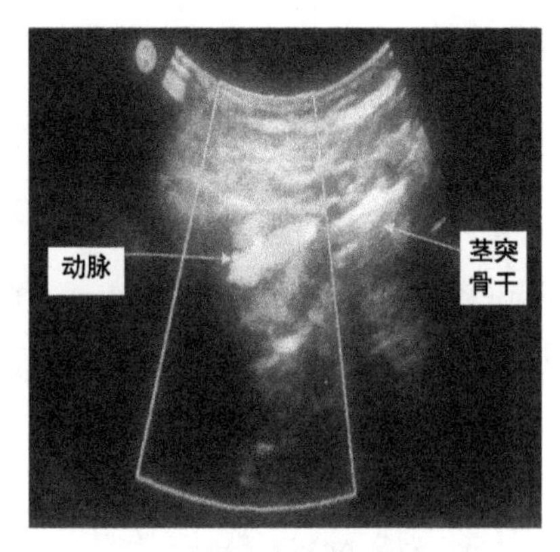

图17 茎突及其周围结构的B超检查（引自陈隆辉主编《茎突异常症古今医鉴》94页）

在彩超用于茎突综合征的临床诊断中，我们应注意以下几方面：①过于肥胖、颈短的患者显像有较大影响，要反复检查、探查，其长度与血管有关，有一定难度；②过于细的茎突，注意末端与周围组织的区别；③末端不太好显示的患者，可嘱其做吞咽动作；④茎突与颈动脉的关系注意横断、纵断探查。

（张庆泉　朱卫峰　栾吉栋　马厚升　迟作强）

19. 茎突的影像学测量

X线检查、CT检查、彩超检查都离不开茎突长度和角度的测量，但是大同小异，下面仅就CT的茎突测量简述如下。

19.1　茎突长度及角度的正常值。①茎突的长度：如前所述，正常人茎突长度差异较大，文献报道茎突正常人长度为25～30 mm，但是茎突的变异可为50～75 mm。中国人茎突的平均长度为25.2 mm，多数学者认为大于30 mm可以确定为异常。②茎突的角度：正常茎突向内、向前各倾斜25°，有报道认为茎突向内、向前倾斜大于40°或小于20°则为异常，但是在实际工作中，茎突的偏斜度大于40°的并不多见，所以认为大于30°即为异常。

19.2 茎突CT的测量。①茎突长度的测量：在MPR图像上，通过双相角度的反复调整使茎突的长轴能完整地、清晰地显示在图像上，取茎突根部中点与茎突尖端的连线测量，便可以确定为茎突的长度。②茎突内倾角的测量：在Inspace中，在MPR图像上调整至标准的前后位并选择合适的层厚使两侧的茎突能完整地、清晰地显示，茎突尖端与茎突根部中点的连线跟两侧眶下缘连线的垂直线所形成的夹角便是茎突的内倾角（图18）。③茎突前倾角的测量：在Inspace中，在MPR图像上调整至标准的侧位，茎突尖端与茎突根部的中点的连线跟眶耳线（Reid基线，眶下缘与外耳孔中点连线）垂直线的夹角即为前倾角（图19）。

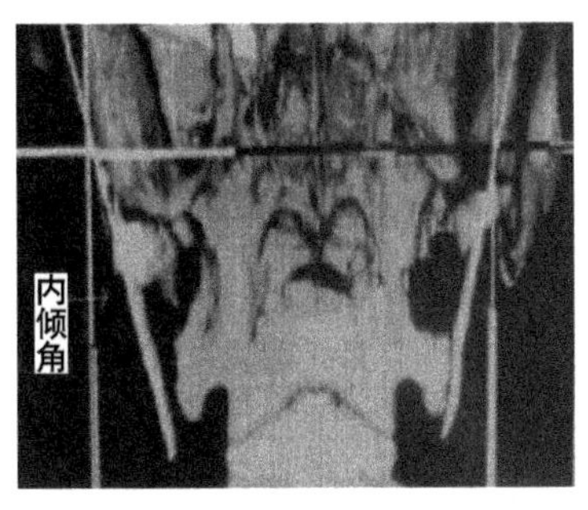

图18 茎突CT的MPR内倾角的测量
（引自唐媛媛等，大连医科大学学报，2017，39：442）

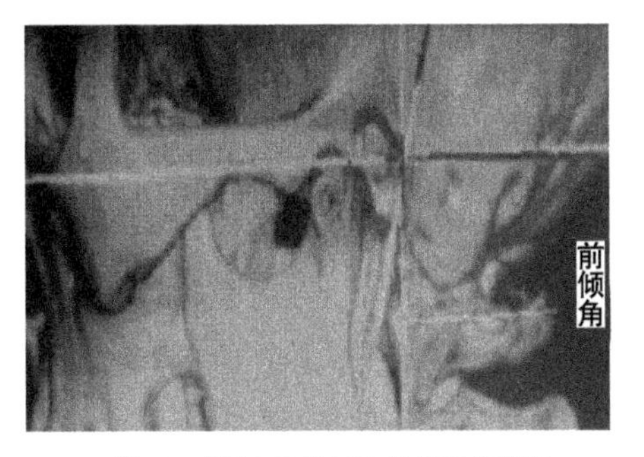

图19 茎突CT的MPR前倾角的测量
（引自唐媛媛等，大连医科大学学报，2017，39：442）

（张庆泉 马厚升 迟作强 栾吉栋 朱卫峰）

20. 茎突综合征的诊断

茎突综合征的诊断既是简单的又是复杂的，茎突过长或角度异常可以诊断，临床出现的症状是否与茎突异常有关，这是一个复杂的诊断过程，临床应该重视。综合前部分的内容，在这一部分做一综合叙述。

20.1　定义。茎突综合征是因为茎突的长度过长、方位异常、形态异常等因素致使其与邻近的肌肉、血管、神经、黏膜相抵触而产生的咽部异物感、咽部疼痛感、反射性耳痛、舌咽神经痛、头颈部疼痛和涎腺分泌增多等症状的总称。

20.2　病因。①茎突的发生与形成，茎突发生于人类胚胎第二鳃弓的舌骨弓软骨，连接肌肉有茎突舌骨肌、茎突咽肌、茎突舌肌。韧带有茎突下颌韧带、茎突舌骨韧带。与茎突有关的血管有颈内动脉、颈外动脉。与茎突有关的神经主要是舌咽神经。②发病机制：茎突过长是导致茎突综合征的一个重要因素。茎突方位异常可以压迫颈内动脉、颈外动脉、舌咽神经等；有人怀疑某些脑血管病、高血压、偏头痛、不典型的眩晕感、漂浮感等是否与茎突压迫颈内外动脉有关。至于形态异常是否可以引发症状，尚有争议。

20.3　临床症状。茎突综合征的临床表现也各不相同，有2 种分类。前者是以咽痛、咽部异物感为主的典型的茎突过长症；以头痛、颈痛为主的颈动脉压痛症。后者分为感觉异常、神经痛、颈痛 3 种类型。常见症状有单侧咽痛、咽喉部异物感、下颌角或颈部疼痛、耳痛、头痛、转颈痛。其次是耳鸣、慢性咳嗽、腭痛、舌痛、舌硬麻木、眶周痛、味觉改变、牙痛、流涎。再次可有眩晕感、漂浮感、肩部或锁骨区疼痛、声嘶、气促、下颌角牵扯感等，甚至扭曲颈部引起暂时性失明、失语等。

20.4 临床检查。此类患者咽部检查可以在扁桃体区或前后弓触及条索状或刺状突起，并有压痛，触摸时可以诱发疼痛或加重症状。在下颌角、颈上部、肩部可以摸到压痛点，转动头部疼痛加重。由于茎突尖端大部分位于扁桃体的中、下部。故触诊时应重点注意扁桃体窝的中、下处。若引起疼痛或相关症状加重，在局部注射 1% 利多卡因 2 mL 后，症状暂时消失，则是诊断茎突综合征的有力证据。

20.5 辅助检查。①茎突的 X 线检查，一般常用的位置是正位、侧位片，有谓正位显示角度，侧位显示长度之说。在 X 线片上，一般以茎乳孔至茎突尖端的长度，作为茎突的长度。角度的测量为从茎乳孔向下做一条与颅底平面的垂直线，测量茎突与此垂直线的偏斜度。茎突与此线偏内偏前各成 30° ，超过 40° 或少于 20° 可认为是茎突方位异常。②彩超扫描：彩超检查可以弥补 X 线、CT 检查的缺陷，能清楚直观显示茎突的长度、粗细、内倾角与颈动脉关系。③螺旋 CT 和三维（3D）重建技术：行螺旋 CT 横断位、冠状位扫描及 3D 重建。CT 专家认为，在X线平片断层显示茎突或茎突舌骨韧带骨化欠佳时，应选择CT冠状位扫描及3D重建。众所周知，CT的密度分辨率远远大于X线平片，CT对茎突舌骨韧带的部分或全部骨化及轻度钙化显示较佳。

20.6 诊断。凡20岁以上的患者，有以上临床症状发生，局部触诊摸到硬性隆起，局部的麻醉实验阳性结果，X线拍片、CT检查、彩超检查的结果，都可以作为诊断的依据。难以诊断又高度怀疑的，可以在征得患者同意的情况下进行手术探查。

20.7 鉴别诊断。许多疾病都可以以咽部异物感为首发症状，所以不能轻易诊断，在扁桃体区触摸到硬性隆起，也要做一些相应检查来排除，如舌根肿瘤、声门上喉癌、喉咽癌、食道癌等严重疾病。尚需与咽部异物、舌咽神经痛、咽部感染、癔病性或咽部神经征、缺铁性吞咽困难等病症鉴别，不能因为有了茎突过长而忽视其他严重疾病的诊断。

20.8 小结。综合以上问题，诊断茎突综合征应该有4条标准：①20岁以上的患者，有单侧的咽部症状；②在扁桃体或周围区域可以触摸到硬性隆起，或触痛；③影像学检查显示茎突过长或角度异常；④麻醉药物局部封闭症状消失。这4条符合3条就可以诊断为茎突综合征，就可以考虑临床症状与茎突有关。

（张庆泉　陈秀梅　孙岩　张华　马厚升　迟作强）

21. 茎突综合征——茎突过长类型

茎突多长才算过长，应该说没有症状，长度不是标准，但是一旦有了症状，茎突的长度就应该被关注和进行分析了。

一般说的茎突的长度是按照影像学检查的长度为准的，在X线片上，一般以茎乳孔至茎突尖端的长度作为茎突的长度。Kanfman根据484例X线片测量结果确定，茎突的平均长度为右侧2.99 cm，左侧2.95 cm。国内有学者总结X线测量结果，发现右侧为3.90～4.72 cm，左侧为3.60～4.41 cm，故认为X线测量茎突的长度为2.5～3.0 cm是正常的。Lins在巴西一家放射诊所对2500张全景照片进行了评估，受检者年龄在25～80岁。560张分析的照片符合入选标准，其中216例（38.57%）显示了茎突过长的提示性图像，45例（20.8%）为男性，171例（79.2%）为女性，84.7%为双侧。在所有测量后，获得左侧35.5 mm和右侧37.6 mm的平均值，这些差异具有统计学意义（$P < 0.001$）。最常见的过长类型为延长型，即钙化模式为部分钙化。主要认为茎突过长是一种解剖学上的变异。Hettiarachchi等从斯里兰卡Peradenia大学牙科学院口腔医学和放射科数据库选择100个数字全景图像对茎突进行了放射学特征的评估，结果左右侧的平均放射长度为（25.8 ± 7.5）mm和（23.2 ± 9.0）mm，故结论为茎突大于30 mm的长度为过长。苏士民等测量X线40例，3.6 cm以上的27例，其中2例超过8 cm，有13例在3.5 cm以下。

肖轼之测量 140 具颅骨，茎突平均长度为 2.5 cm。Vadgaonkar 研究了 110 具人类干燥头骨，只有 5 具（4.5%）表现出茎突过长。其中 3 个头骨（2.7%）为单侧过长，2 个头骨（1.8%）为双侧茎突过长。茎突的平均长度分别为（17.8 ± 9.3）mm 和（18.2 ± 5.6）mm。本研究茎突过长的患病率为 4.5%。Gustodio 研究评价巴西干燥头骨标本茎突的长度，他们对 15 例标本进行了测量，结果为茎突左右侧长度的变化很大，从左侧和右侧的茎突侧面看，茎突的长度分别为 10.22 ～ 69.73 mm 和 8.30 ～ 63.77 mm。从头骨左侧和右侧的后视图来看，茎突的长度分别为 15.57 ～ 69.51 mm 和 15.64 ～ 69.44 mm。Natsis 等研究了希腊人茎突的长度，对 149 具现代成人颅骨（男性 94 具，女性 55 具）按照年龄分为 20 ～ 39 岁、40 ～ 59 岁、60 岁以上的亚组。测量 262 个茎突（右侧 127 个、左侧 135 个）的长度。右侧茎突的长度为 6.4 ～ 70.2 mm，左侧茎突的长度为 50.2 ～ 69.0 mm。确定超过 33 mm 被认为是过长。Iwanaga 等报道了 1 例死于心脏衰竭的 71 岁老人，发现茎突的长度达到 88 mm，但是生前没有关于咽喉部、颈部疾病就诊的记录。

我们平常所说的茎突长度应该是放射学长度，诸多的放射学检查也日益精确，现在不只是 X 线全景数字图像，CT 的多维度重建对茎突长度的诊断更加精确（图 20 至图 24）。但是按照标准，过长的茎突是被发现了，但又没有临床症状出现，所以这种情况下只能说发现了过长的茎突，不能诊断为茎突综合征。世界各国的茎突异常诊断标准不一致，与人种发育也有关。

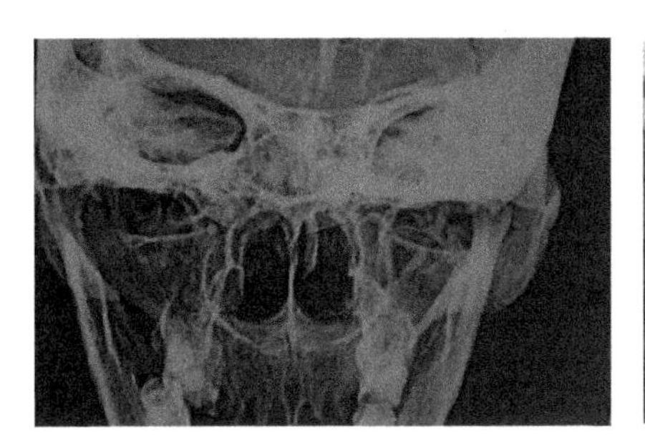

图 20　茎突正位片显示双侧过长的茎突，右侧达到 5.6 cm
（烟台毓璜顶医院提供）

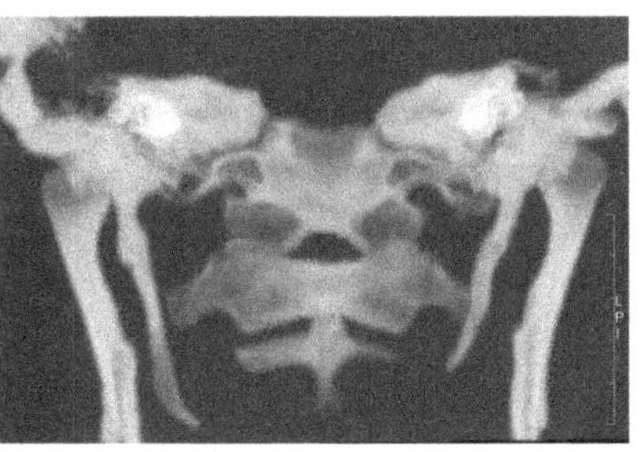

图 21　茎突的 CT-MPR 显示过长的茎突，左侧 4.0 cm，右侧 5.2 cm
（烟台毓璜顶医院提供）

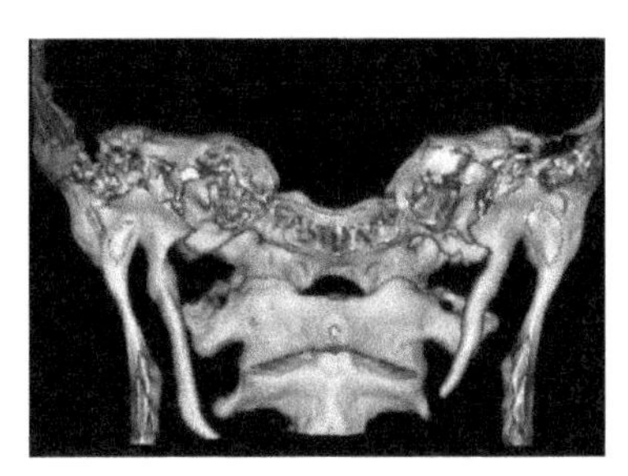

图22　茎突的CT-VR显示过长的茎突，左侧 4.0 cm，右侧 5.2 cm
（烟台毓璜顶医院提供，彩图见彩插4）

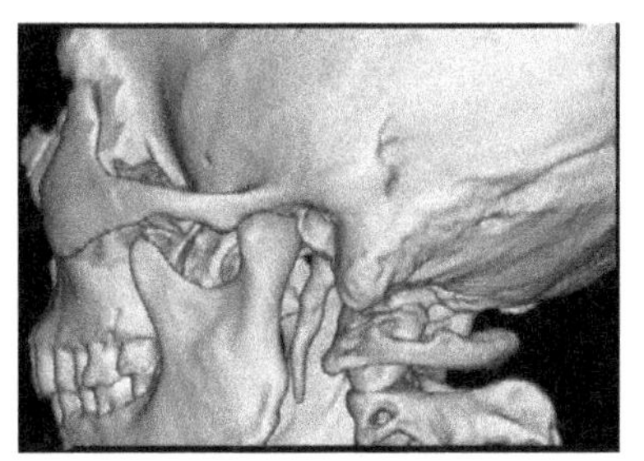

图 23　茎突的 CT-VR 显示过长的茎突，左侧 4.0 cm
（烟台毓璜顶医院提供，彩图见彩插 5）

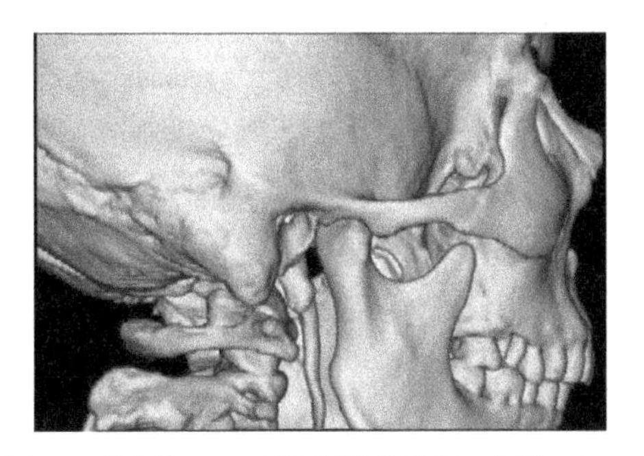

图 24　茎突的 CT-VR 显示过长的茎突，右侧 5.2 cm
（烟台毓璜顶医院提供，彩图见彩插 6）

（张庆泉　王强　陈秀梅　朱宇宏　赵利敏　姜绍红）

22. 茎突综合征——茎突角度异常类型（方位异常类型）

茎突角度的异常（方位异常）是指在茎突根部至茎突尖端是否垂直或成角或偏斜，依据头部、颈部发育的相关性、顺应性、依从性及向下的总体解剖，茎突在总体的解剖测量上，是有一定的向前、向内的倾斜，如何确定这种倾斜与茎突综合征的关系，是需要综合考虑的。

X 线测量茎突角度是从茎乳孔向下做一条与颅底平面的垂直线，测量茎突与此垂直线之间的偏斜度。肖轼之在 1957 年测量认为多数茎突与此垂直线偏内、偏前各成 30°，超过 40° 或小于 20° 可以看作茎突角度的异常，多数学者最后也认为，是否诊断茎突角度异常与发生症状的关系，仍需综合考虑。

Eraslan 等对 125 例患者的 CTA 图像进行了茎突长度和角度的分析，他们发现，茎突的前角（茎突尖端）和中角（茎突体中段）分别为 71.2° ± 4.3°和 57.3° ± 9.3°，结论认为 CTA 图像是测量茎突长度、角度最合适的放射学检查，他们发现对颈动脉的压迫不仅来自茎突尖端，也有可能来自茎突中段对颈动脉壁的压迫，由于颈动脉周围的交感神经链受到长期的压力，形成茎突综合征的可能性更高。

Buruldy 等利用三维计算机断层扫描获得茎突综合征的患者图像，选取 25 例患者和 25 例对照者进行对比研究，对茎突长度、前后位茎突成角（矢状位角）、内侧茎突成角（冠状位角）、扁桃体茎突距离、颈动脉茎突距离，根据颅颈血管造影的580幅图像进行测量，最后发现茎突综合征组有症状的左侧冠状位角小于无症状的茎突过长者，在茎突长度大于3 cm的茎突综合征患者中，冠状位角是重要的，当此角较小时，症状更加强烈。

王晓蕾等报道了2例无症状的巨大茎突，他们行CT检查茎突长度在左/右66.3 mm/73.0 mm；前倾角左/右31.0°/31.1°；内倾角左/右27.5°/26.0°。虽然长度过长，但是角度合适没有发生症状。

宫希军等应用64层螺旋CT进行成人茎突的测量，认为前倾角大于31.0° 或小于13.2°、内倾角大于29.6° 为茎突角度异常；认为茎突综合征的发生更易受内倾角的影响，而与前倾角关联有限。

茎突角度异常（方位异常）的差异也比较大，笔者同意这样的观点，只要角度异常没有刺激到周围的组织和结构就不会出现症状，而角度和长度的异常影响到周围的组织和结构就会出现症状，而在常规的临床诊断中，不仅要观察茎突的长度，还要观察茎突的角度，也就是内倾角和前倾角，放射科要常规报告茎突的角度，临床上应该把影像学的角度异常和咽部触诊结合起来，这样才能正确诊断（图25至图27）。

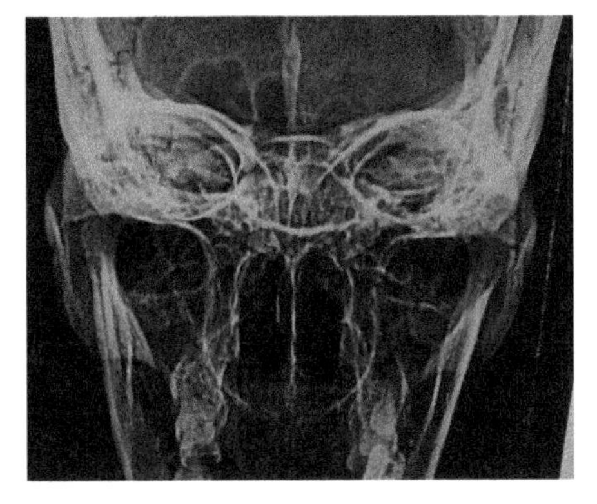

图25　正位片显示茎突超长，角度超过40°
（烟台毓璜顶医院提供）

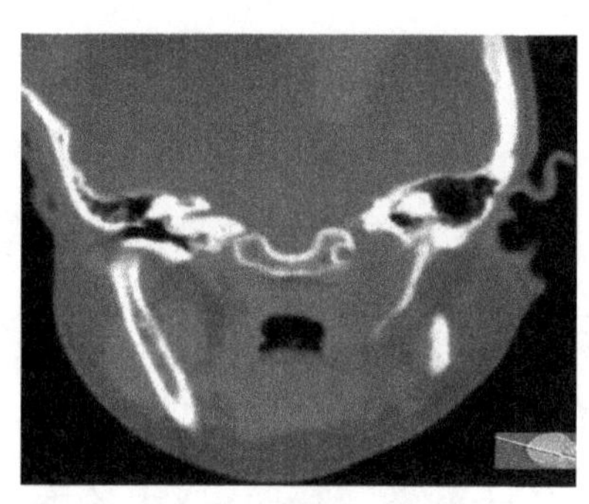

图 26　CT-MPR 显示右侧茎突角度超过 40°
（烟台芝罘医院提供）

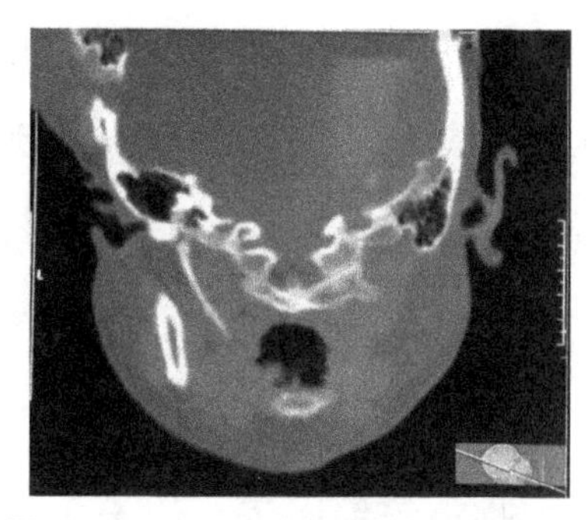

图 27　CT-MPR 显示左侧茎突角度超过 40°
（烟台芝罘医院提供）

（张庆泉　王强　陈秀梅　朱宇宏　赵利敏　姜绍红）

23. 茎突综合征——茎突舌骨韧带骨化类型

如前所述，茎突由发生于胚胎的第二鳃弓的 Reichart 软骨发育而形成，Reichart 软骨的下基部则发展成舌骨。此基部的两端各有一条软骨链与每一侧颞骨相连，每一条软骨链有 4 段，即骨舌段（茎突根部）、茎舌段（茎突体部）、角舌段（茎突舌骨韧带）和下舌段（舌骨小角），这些节段借纤维组织相连接，这些连接可以骨化形成骨性融合，融合处出现膨大。如果角舌段（茎突舌骨韧带）骨化，并部分与舌骨小角呈骨性融合，骨化中心可以形成假关节，则称茎突舌骨韧带骨化（图 28、图 29）。

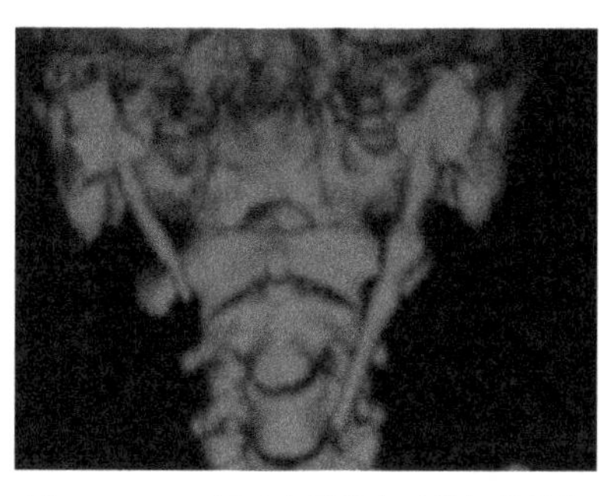
图 28 CT-VR 显示左侧茎突舌骨韧带骨化伴假关节
（烟台毓璜顶医院提供）

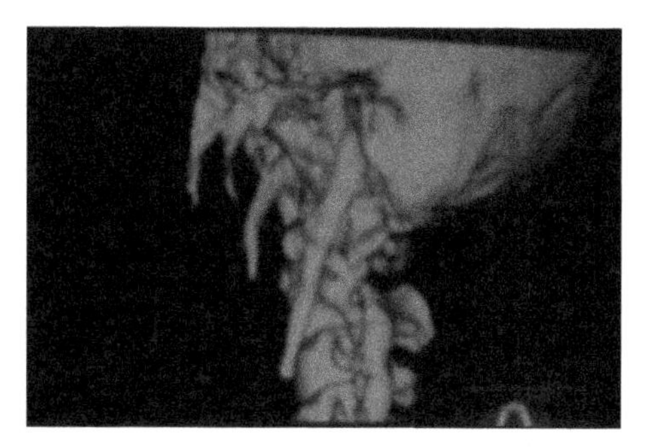
图 29 CT-VR 显示左侧茎突舌骨韧带骨化伴假关节
（烟台毓璜顶医院提供）

王季勋根据茎突舌骨韧带骨化的形态将其分为四型：①连续型，韧带组织呈长条状骨化；②节段型，韧带组织骨化中段，呈结节状分布；③假关节型，骨化韧带与茎突或舌骨小角分别形成假关节；④混合型，在骨化阴影中有上述两种以上表现。

笔者等报道 9 例茎突舌骨韧带骨化的患者，按照王季勋的分型，连续型 2 例，节段型 3 例，假关节型 4 例，未见混合型。笔者等还报道过 1 例典型病例，患者 48 岁，因头晕伴有左侧颈部及肩部疼痛、麻木 6 年，加重 2 个月，2 个月来被迫成左侧低头位，强行抬头则症状加重，行 CT 检查诊断为茎突舌骨韧带骨化，茎突 CT 示双侧茎突增长，左侧明显，长约 7.6 cm，明显增粗，局部结节样膨隆，偏斜与颈动脉邻近。咽部触诊可以摸到左侧扁桃体向下有条索样硬性物，触摸重时头晕，颈肩痛加重。后来采取颈部径路茎突截除术，截除茎突约 4.7 cm，术后症状即可消失。

Dabrowski 等介绍了来自委内瑞拉卡贝罗港的 1 具茎突舌

骨韧带骨化的现代头骨，大体标本显示在茎突骨折愈合后，存在继发性病变。采用计算机断层扫描和无对比的多层次图像分析，并对茎突骨结构进行了成像，前向左侧韧带过长和钙化形成，可能刺激咽旁间隙的周围结构，如刺激颅神经、颈动脉壁上的交感纤维而产生症状。

Aydin 等报道了 5 例茎突异常的患者，认为过长的茎突和钙化的茎突舌骨韧带可以引起复发性咽部痛、颈部痛、吞咽困难或面部痛，还有后组颅神经受压的症状。

Kawahara 报道在 5 例患者中，颈内动脉被骨化的茎突舌骨韧带、舌骨包裹；其中 3 例患者颈内动脉与舌骨、骨化的茎突舌骨韧带接触或变形。2 例颈内动脉被骨化的茎突舌骨韧带压迫，导致了急性脑血管综合征。其中 4 例骨化的茎突舌骨韧带导致的舌骨移位重新回归正常位置，他们认为在颈内动脉移位出现急性脑血管综合征的情况下，应积极检查颈内动脉和舌骨及茎突舌骨韧带有无钙化或压迫。

Eraslan 等在茎突异常的检查中，发现了茎突舌骨链完全骨化占 1%，他们认为对颈动脉的压迫不仅来自茎突尖端，还来自钙化的中段茎突舌骨链。

卢永德等对切除的 3.5 cm 茎突行病理切片，发现在茎突骨组织中有软骨组织，考虑为茎突舌骨韧带存在进行性硬化、钙化、骨化以致茎突持续的再增长或变长。

（张庆泉　姜绍红　王强　陈秀梅　朱宇宏　赵利敏）

24. 茎突综合征——茎突骨不连接类型

如前所述，茎突由发生于人类胚胎的第二鳃弓的舌骨弓软骨发育而形成，又称 Reichart 软骨，其下基部发展成舌骨。此基部的两端，每一侧均有一条软骨链与颞骨相连，软骨链有 4 段，即鼓舌段（茎突根部）、茎舌段（茎突体部）、角舌段（茎突舌骨韧带）和下舌段（舌骨小角），这些节段由纤维组织相连接，这些连接可以骨化形成骨性融合，融合处出现膨大。如果发育成熟，这些节段之间的骨化融合不全，节段之间仍由纤维组织连接，即所谓的茎突骨不连接（图 30 至图 32）。

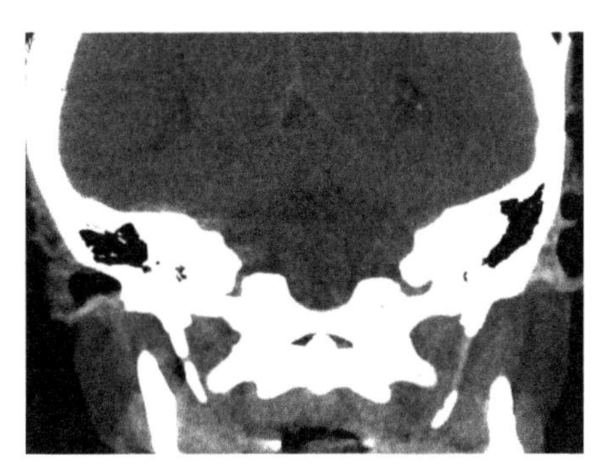

图 30　茎突 CT-MPR 显示双侧茎突骨不连接，左侧明显（烟台毓璜顶医院提供）

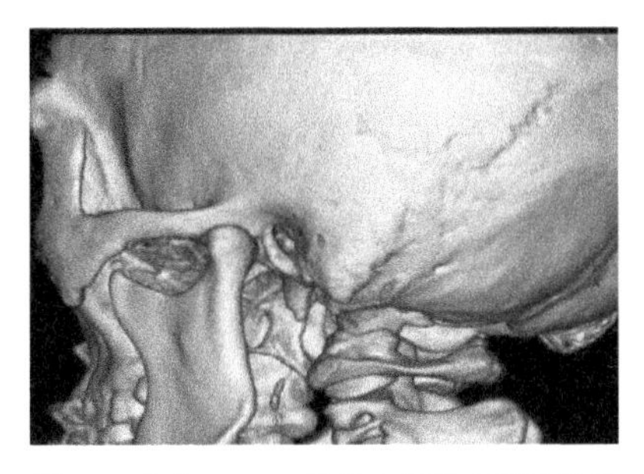

图 31　茎突 CT-MPR 显示左侧茎突明显的骨不连接
（烟台毓璜顶医院提供，彩图见彩插 7）

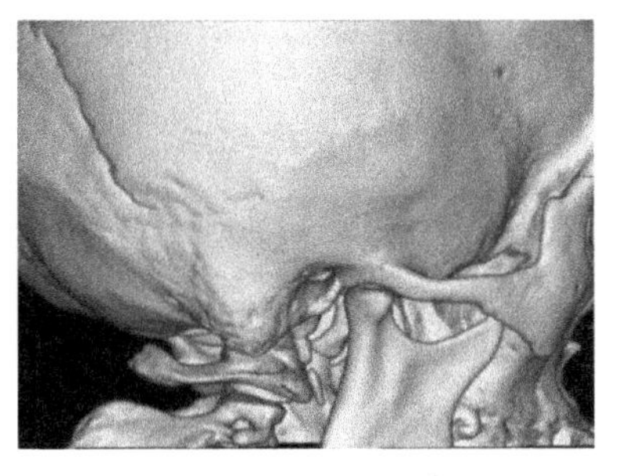

图 32　茎突 CT-MPR 显示右侧茎突较小的骨不连接
（烟台毓璜顶医院提供，彩图见彩插 8）

过去临床上较少注意到茎突形态与连接异常和茎突综合征的关系，但是林筱周教授在《耳鼻咽喉科全书·咽科学》的茎突综合征中就提到1例患者，系30岁的男性，在一次急性扁桃体炎发作后就发生了反复的咽痛，后来做了扁桃体切除手术，术后仍有左侧咽部异物感，吞咽时明显，不定时的发生针刺样左侧咽痛，有时向同侧耳部放射，在术后第2年出现左侧耳鸣，左侧舌部有麻木感，伴有左侧颈部转动不适，唾液增多。术后第7年发生了沉浮不稳感，经过X线检查，确定为茎突过长，但是咽部触诊未能触摸到隆起。术后第8年又经X线检查，确定左侧茎突2.9 cm，茎突体细长如梭形，尖端尖锐，与茎突根部只有纤维组织连接，咽部触摸未能触到茎突，后来经颈外径路茎突探查术，术中发现茎突形态与X线片显示一致，而且尖端可以摆动，切除茎突体2.3 cm，术后咽部刺痛即可消失，3～4小时耳鸣消失，唾液减少。术后第3天咽部异物感和舌部麻木感消退，食欲、睡眠恢复正常，身体的沉浮感也逐渐减轻。

我们在茎突异常的诊治中，发现患者先后出现了咽部异物感、咽痛、头痛、头昏、耳痛等症状，曾被诊断为慢性咽炎、扁桃体炎、咽部异感症等，多次治疗未见好转，最后经CT检查才诊断为茎突综合征的茎突骨不连接类型，后来经过颈外径路切除摆动的茎突，上述症状才逐渐消失。茎突骨不连接的特点是总体症状不重，但是一旦摆动的茎突尖端刺激了周围结构，则症状可以严重、复杂。正如林筱周教授的报道，尽管X

线检查显示茎突过长，但是咽部触摸很难摸到硬性隆起，我们触摸时，力度要轻，可以触摸到，略微太用力则触摸不清，这与骨不连接有关，这也是茎突骨不连接的特点，大家应该注意。

陈隆辉在其著作中谈到，茎突体部和根部之间在发育成熟后，仍可保留纤维组织的连接，致使茎突体部可以随头部、颈部的转动而摆动。摆动的茎突尖端一旦刺激了周围的组织和结构，就可以产生症状。有 1 例患者，因为无明显原因的咽部疼痛不适 8 个月，加重 1 个月就诊，伴有咳嗽。经过保守治疗无好转，行 CT 检查发现双侧茎突过长，左侧约 3.52 cm，右侧 3.76 cm，CT 图像显示双侧茎突均有骨不连接征象，在保守治疗无效的情况下实施了颈外径路双侧茎突截除术，术后随访 7 个月无复发。

范崇胜、李涛均提到当确定了患者茎突骨不连接、咽部不能触摸到硬性隆起，可以行经颈外径路手术，亦可以内镜辅助进行。

张立红报道在 36 例患者中，有 2 例茎突骨不连续，但其根部未超过 2 cm，其中 1 例茎突舌骨间三段骨化，分别为根部、体部和末端。另一例为根部和末端骨化。他们采取了经咽部径路手术，末端未能探清，但是手术后症状减轻。

Oztunc 和 Muderris 也提到茎突过长的问题，选择口内径路或颈外径路，应该根据情况确定。

我们认为，对于茎突骨不连接的患者，诊断应该依据相关症状、咽部触诊和影像学检查确定，固定位置和侧别的症状、咽部触诊的特点、影像学的检查作为重要依据。手术的选择，如果茎突长度在 3 cm 左右，选择咽部径路较好，如果超过 4 cm，应该选择颈外径路手术，必要时加用内镜辅助。

（张庆泉　姜绍红　王强　陈秀梅　朱宇宏　赵利敏）

25. 茎突综合征——茎突假关节类型

茎突发育的基部的两端，各有一条软骨链与每一侧颞骨相连，分为 4 段，即鼓舌段（茎突根部）、茎舌段（茎突体部）、角舌段（茎突舌骨韧带）和下舌段（舌骨小角），这些节段借纤维组织相连接，这些连接可以骨化形成骨性融合，融合处出现膨大，骨化中心可以形成茎突假关节（图 33 至图 35）。

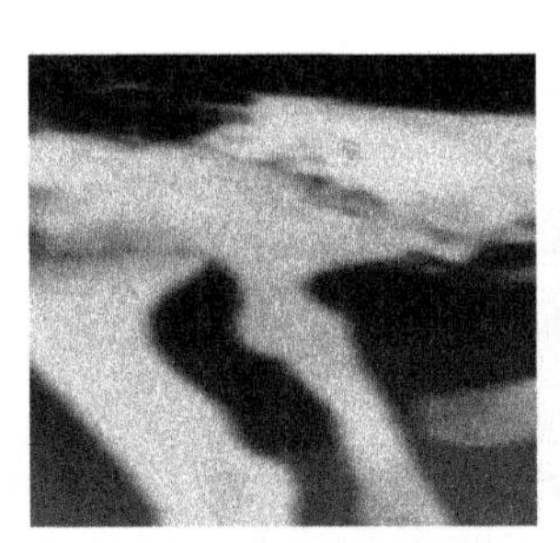

图 33　MPR 显示茎突根部偏下膨大的假关节局部

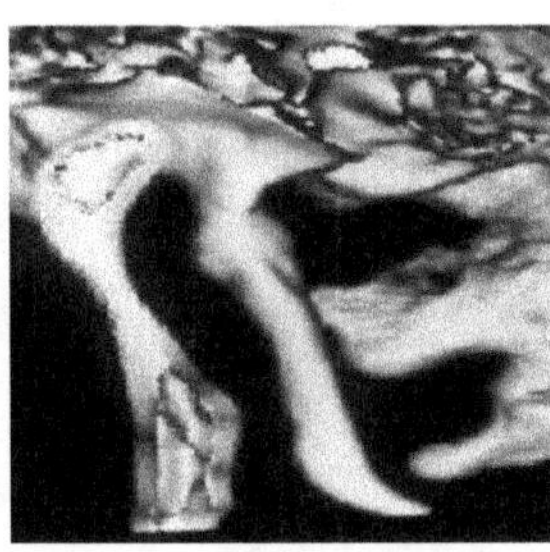

图 34　VR 显示茎突根部偏下膨大的假关节局部

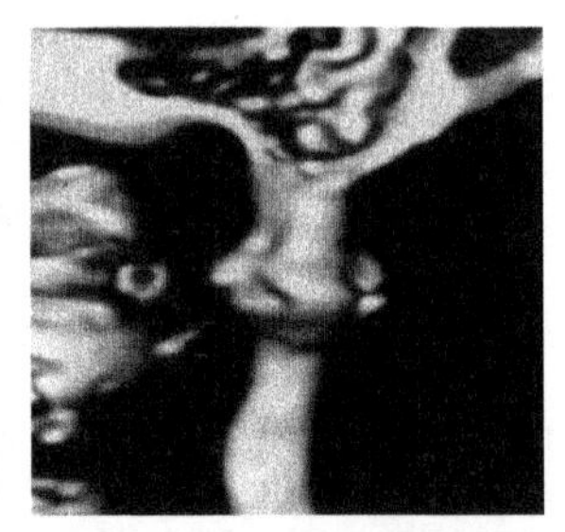

图 35　VR 显示茎突根部偏下明显膨大的假关节局部

茎突假关节的现象存在，但是不被临床医师关注，因为这种关节不会运动，所以对于临床来说，只注意了茎突的长度和角度，不会注意融合成膨大的关节，殊不知，融合膨大的假关节也会引发相关的临床症状。

一般的茎突研究只注意了茎突的长度、角度，不会注意茎突的宽度。例如，希腊的 Nasis 对 149 具成人颅骨的研究；而 Yilmaz 对 100 例患者的茎突长度、宽度进行研究，但是对宽度没有详尽的关注。Yadgaonkar 对 110 具干燥的头骨进行长度和厚度的测量，发现问题的只有 5 例。

Hooker 报道 1 例钙化膨大的茎突舌骨韧带患者，钙化部分靠近颈动脉，刺激造成支架断裂和血管堵塞。Kawahara 报道因为茎突舌骨韧带钙化、膨大引起舌骨的移位进而造成急性脑血管综合征，经过手术治疗后舌骨归位，症状缓解。Eraslan 认为，茎突的问题不仅局限于茎突尖端，茎突体部也可以引起压迫，茎突舌骨链的钙化、膨大、延长、角度异常都可以造成体部增大部分的压迫。Hashim 报道 1 例 39 岁左侧面瘫患者，有茎突异常 9 年，治疗无好转，行 CT 检查考虑面瘫与茎突异常有关，此时茎突的长度已经不重要了，重要的是茎突的角度和宽度，应该考虑茎突可能的钙化和膨大部分导致面神经出现问题。

Khan 等认为，在茎突骨折和茎突假关节之间的鉴别诊断上，CBCT 显示了特殊功能。Peus 报道了 1 例茎突过长伴复发性单侧面神经麻痹的患者，手术时确认是由于粗大的茎突导致了复发性的面神经麻痹，经过切除粗大的茎突而面瘫未再复发。所以茎突假关节的膨大、增粗一定要注意。

尽管茎突假关节所出现的问题不多，但是对于反复治疗效果不好的患者，需要考虑茎突膨大增粗是否为其原因，任何可能都是存在的。

（张庆泉　赵利敏　王强　陈秀梅　朱宇宏　姜绍红）

26. 茎突综合征——其他少见的茎突异常类型

茎突综合征其他少见的有关的类型在本章节综合叙述，由于收集的资料是2019年6月以前的国内外资料，不一定齐全，请各位指正。

26.1　颞骨双茎突。姚广宣等在1981年报道了1例左侧颞骨双茎突的头骨标本。他们在收集刚出土的头颅骨中发现1具左侧颞骨的双茎突，为完整的成人颅骨，出土时间约为2个月，右侧茎突1根已断，仅存1 cm。左侧茎突2根完整，其他部位无异常。双茎突根部内外平行，外侧一根较长约为3.2 cm，近根部有一结节样隆起，其他部位光滑。内侧一根短于外侧，约1.9 cm，表面光滑无结节，整个颅骨其他部位无畸形和异常。他们分析认为，从胚胎发育推测，在青春发育期茎突根部和体部连接成茎突，亦有终身不连接的。茎突尖部是由茎突舌骨韧带骨化而成，由于韧带骨化的程度不同，茎突有长、短、粗、细、曲、直等差别。本文的左侧颞骨双茎突，内侧较短的1根，很可能是多了一根韧带骨化而成，或是韧带先发生了发育分离而成为两根茎突舌骨韧带所致，以后逐渐发育成双茎突（图 36）。童明远报道了 1 例右侧双茎突的病例。男性患者，45 岁。因为咽部疼痛并放射至右耳部 1 年，因右侧周围性面瘫 7 天入院。茎突拍片示右侧双茎突，主支长约 45 mm，副支长约 7 mm，左侧茎突正常。在面瘫治疗后行右侧主支茎突截短术，术后咽痛、耳痛等症状消失，面瘫恢复。

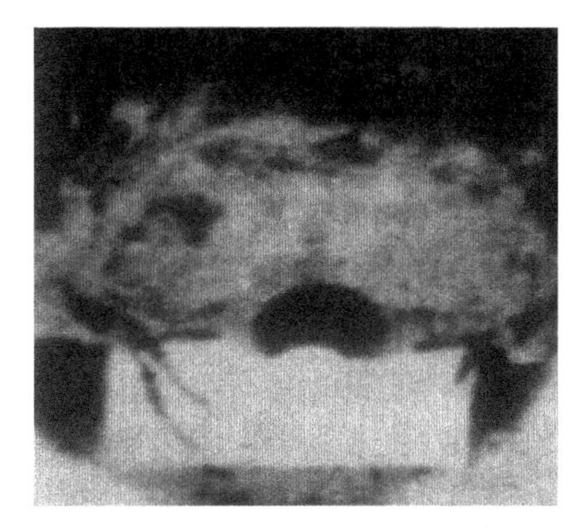

图 36　左侧颞骨的双茎突（引自姚广宣等，单侧颞骨双茎突 1 例．中华耳鼻咽喉科杂志，1981，17：236）

26.2　茎突咽肌肌腱钙化。Kamil 报道了 1 例疑似咽部黏膜下异物的患者，先前的放射学图像没有发现有茎突异常的可能，在进行咽部探查的手术中，发现咽部异物为茎突咽肌和肌腱钙化造成，经过经口机器人手术切除，术后症状完全缓解。因为放射学图像与茎突综合征不相符合，导致术前没有确诊，这是一孤立的茎突咽肌肌腱钙化，是茎突舌骨复合体的独特表现。所以无茎突过长的茎突综合征患者应该考虑茎突舌骨复合体综合征。

26.3　颈椎桥突与茎突过长。Sekerci 等利用计算机断层扫描的三维图像，研究患者颈椎桥突与茎突过长是否有相关性。他们评估了 542 例患有颈椎桥突的患者图像，研究表明颈椎桥突与茎突过长之间有显著相关性，这仅是第一篇研究两种疾病之间关系的文章，尚待更多的研究证实。

26.4 茎突/C1横突并列是茎突综合征的特殊类型。Ho等研究了2010—2013年5例颈静脉受压患者的影像学表现，男性4例，女性1例。年龄35～62岁，平均46岁。颈痛4例，耳痛4例，属于最常见的症状。茎突长度为2.4～8.5 cm。茎突与C1横突之间的距离为0.05～0.46 cm。所有患者均经颈部行茎突切除术，术后症状立即缓解。最后结论认为在茎突/C1横突并列的情况下，即使茎突长度正常，也会引起颈痛和耳痛症状。

26.5 茎突增粗钙化与茎突综合征。李力等在收治的17例24侧别的茎突综合征患者中，发现1例患者虽然茎突仅长2.7 cm，但是明显增粗，而且内倾角为14°，咽部扁桃体上方可以触摸到硬性隆起。行手术治疗后症状消失。所以要注意茎突增厚、增粗都可能影响到周围的组织和结构从而引发症状。钱从光做了解剖学研究，认为茎突越短，角度的轻微异常就可以引发症状，这需要注意。

26.6 茎突分叉畸形。童明远报道了1例茎突末端分叉的病例，男性患者，50岁。吞咽痛伴有放射性胸前区刺痛13年，进行性加重，治疗未缓解。检查扁桃体Ⅰ度。X线示茎突长约25 mm，茎突末端在20 mm处呈分叉状，分叉角度为95°～100°，两侧基本对称。分别在局麻下行双侧茎突截短术，截除约20 mm，术后症状消失，随访2年未复发。

（张庆泉　王强　陈秀梅　朱宇宏　赵利敏　姜绍红）

茎突疾病治疗篇

茎突综合征的治疗应该依据症状的轻重缓急来进行，一般情况下，应该先进行保守治疗，在保守治疗无效的情况下，才考虑手术治疗。

（1）保守治疗。①药物治疗：有症状者，首先可以采用治疗骨质增生的药物或缓解症状的药物治疗，服药后症状缓解可以保守治疗；②理疗：局部的超短波、红外线、磁疗设备等理疗均可以使用；③局部封闭：可以使用局部麻醉药物结合类固醇激素对扁桃体周围或触摸到隆起的部位进行封闭，国内外均有此种治疗的报道。

（2）手术治疗。此病应以手术治疗为主。但是要掌握一个原则，就是尽管患者的茎突长度、方位、形态都存在异常，如果患者没有症状，绝对不做手术。即使患者有症状，但患者没有要求手术，也不必手术治疗。可以采用保守治疗。如果患者极为痛苦，迫切要求手术，可以进行茎突截短手术。①经口咽途径切断茎突术：适合在咽部触摸到硬性隆起者。有 3 种手术选择：一是切除扁桃体后，立即分离切断部分茎突；二是如果在前、后弓处触摸到硬性隆起，则可以直接在隆起处分离切断茎突；三是先将扁桃体做外上切口，向内侧略做分离，触摸到茎突隆起进行部分切除即可，然后复位扁桃体。②经颈部途径切断茎突术：适合于在咽部不能触摸到硬性隆起，或虽然能够触摸到，但是位置较高，经口手术困难者，或茎突体积小、易摆动的骨不连的茎突，也可以由此途径进行手术。有 3 种手术方法：一种是经下颌角后方切口进行手术，这样手术可以由茎突根部切断茎突，但是容易损伤面神经和腮腺。另一种切口是以下颌角为上端切口，在胸锁乳突肌前缘做弧形向前的切口，此方法在二腹肌外侧向上进入咽旁间隙，触摸到茎突尖端，然后循尖端向上分离茎突，至不能分离时切断茎突。对于茎突舌骨韧带骨化的患者，可以由此径路进行手术。第 3 种手术方法是在做好颈部切口后，使用内镜伸入，可以清晰地引导分离和切除。

至于采取何种治疗方法，应该根据患者的具体情况具体分析，个性化地进行治疗。具体的治疗方法和注意事项，请看下面详细分解。

茎突综合征的治疗应该把握这样的原则，如果患者症状尚可忍受，能够药物治疗的尽量药物治疗或保守治疗。很好地治疗此病确实需要手术治疗，但是要掌握一个原则，就是尽管患者的茎突长度、方位、形态都存在异常，如果患者没有症状，绝对不做手术。即使患者有症状，但患者没有要求手术，也不必手术治疗，可以采用保守治疗。如果患者极为痛苦，迫切要求手术，可以进行茎突截短手术。

27. 药物治疗

根据患者所发生的症状和诊断，可以先采用药物治疗。例如，患者主要为咽部的感觉，可以局部使用开喉剑咽喉部喷雾、纳米银离子液咽部雾化，也可以使用局部吸入类固醇激素等药物。口服使用金嗓散结丸、金嗓清音丸等药物。也可以采用治疗骨质增生或缓解症状的药物，如颈痛灵、骨刺丸、新癀片、吲哚美辛等。如果考虑并发神经痛，可以口服卡马西平、甲钴胺、维生素类药物。如果合并血管的痉挛等，可以口服金纳多、银杏叶、芪龙胶囊等药物。服药后症状缓解可以保守治疗。

Maher 在诊治该类疾病时，经常首先使用抗惊厥药物、三环抗抑郁药物和适度的抗感染药物。Paiva 等使用疼痛调节剂，如普瑞巴林治疗引起耳后疼痛的茎突综合征患者。Gonzalez-Garcia 等治疗了 5 例茎突综合征患者，分别有咽部、耳部、颈部、颞部疼痛，他们给予了度洛西汀、加巴喷丁、普瑞巴林等药物治疗，4 例患者治疗后症状改善，仅 1 例患者治疗无效需要手术治疗。

陈隆辉等对茎突综合征患者进行了中医辨证施治，他们认为应该将其归类于中医的梅核气治疗，经过临床治疗观察，效果良好。但是也有专家不同意这种观点，认为梅核气的咽部异物感等感觉是没有固定位置的，而茎突综合征等的感觉位置是固定的，应该有所区别。

陈隆辉还对因为病程较长、治疗效果不佳，以及有急躁、焦虑倾向者，加用抗抑郁药物，睡眠差者加用多虑平治疗。我们对一例茎突综合征合并反流性食管炎、焦虑症患者在治疗反流的同时，切除了茎突，但是症状没有完全消失，最后给予了抗抑郁药物治疗，效果特佳。

有合并反流性食管炎者，必须同时进行治疗。

国内的西医专家多采用手术治疗，药物治疗报道甚少，这一点应该值得商榷。

（张庆泉　张芬　于伟　王春雨　王小雨　李宇玥　周伟　程晓娟）

28. 局部封闭治疗

药物封闭治疗是一个古老的治疗方法，是一个体现中西医结合的例证，注射相当于中医的针刺，局部封闭相当于阿是穴，适当地加入一些药物，在医学临床治疗上取得了很好的效果。

国内最早常用醋酸可的松加普鲁卡因局部封闭的方法来进行治疗，局部封闭一般按照症状发生部位来进行，一是咽部疼痛的局部，二是颈部疼痛位置，三是哪个部位疼痛就封闭哪一个位置。

陈隆辉等使用泼尼松加普鲁卡因行舌骨小角、扁桃体窝、舌骨大角、颈动脉鞘周围、颈上神经、颊车穴进行封闭治疗，治疗效果良好，在 4 年多的时间内，封闭人次超过 3000。也使用了无水酒精舌根局部封闭。

Maher 等在对 1 例 41 岁茎突综合征患者药物治疗无效时，采用了超声引导下在茎突周围使用类固醇激素封闭治疗，短时间内效果良好。Paiva 在药物治疗的同时，采取了局部浸润注射类固醇激素和局部麻醉药物治疗，治疗反应良好。

我们对诊断有疑问的茎突综合征患者，经常采用有感觉部位进行利多卡因局部封闭，以此来作为诊断的一个依据。后来有部分患者封闭后症状明显减轻，因为惧怕手术，所以定期地来进行咽部的局部封闭，后来加用了类固醇激素封闭，效果近期良好，但是持久性差。

（张庆泉　于伟　王春雨　张芬　王小雨　李宇玥　周伟　程晓娟）

29. 理疗

在对茎突综合征药物治疗的同时，可以采用理疗的方式进行辅助治疗，这可以很好地增加患者的近期疗效。

针对颈部局部的超短波、红外线、磁疗设备等理疗均可以使用，可以减轻患者的疼痛等症状。

陈隆辉等还采用了颈侧电离子的透入治疗。方法是将地塞米松 5 mg 和 1% 利多卡因 1 mL 混合，浸透在纱布块，放置于直流电治疗机的阳极板，治疗室将阳极板覆盖于患者颈部舌骨大角或周围，阴极板置于对侧颈部，即可开通电源进行治疗，1 次 / 日，20 分钟 / 次，10 天 1 个疗程。经过治疗观察，多数患者症状改善，部分患者可以治愈。

我们在给予颈部类固醇激素和利多卡因颈部封闭后，即刻使用电磁理疗机进行局部照射，注意温度不要过高以免引起出血，有出血倾向者不要使用此方法。

（张庆泉　于伟　王春雨　张芬　王小雨　李宇玥　周伟　程晓娟）

30. 扁桃体切除茎突截短术

这是一个古老的常规的行茎突截短术的手术方法，是在常规切除扁桃体后及触摸茎突的隆起后，然后纵形分离扁桃体被膜及咽中缩肌，暴露茎突的尖端，现将尖端附着的韧带离断，用筛窦刮匙环套入尖端，逐步向上分离表面骨膜，分离到预定切除部位时，截短茎突，修正断端，妥善止血，逐层缝合（图 37 至图 39）。

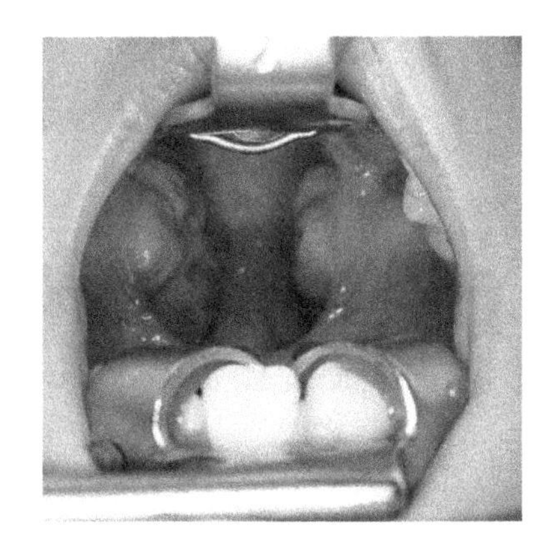

图 37　暴露扁桃体，触摸茎突
（彩图见彩插 9）

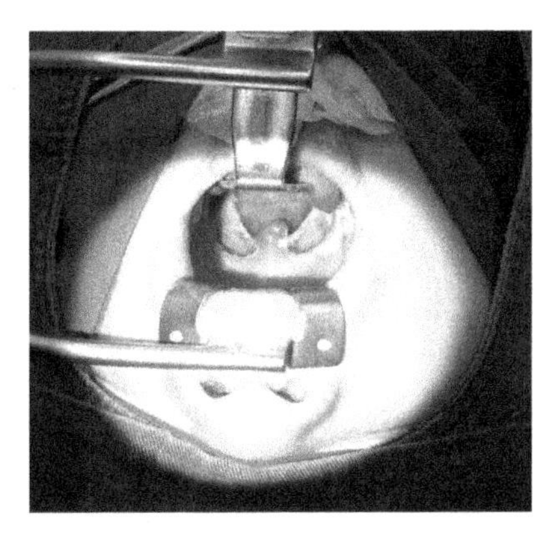

图 38　切除扁桃体，再次触摸茎突位置
（彩图见彩插 10）

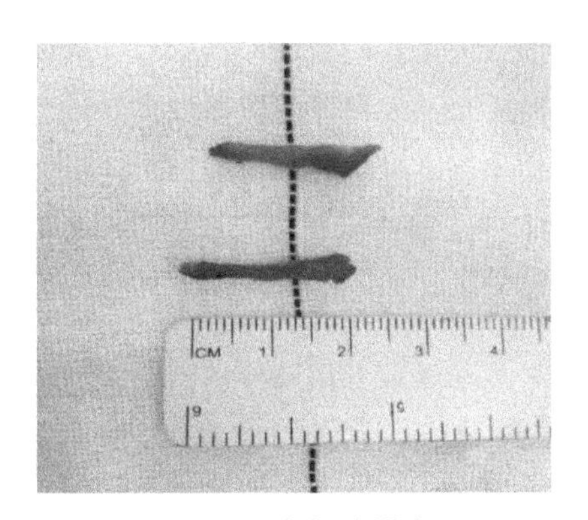

图 39　切除的双侧茎突
（彩图见彩插 11）

手术中应该注意以下几点。

有时茎突尖端不在咽中缩肌之间，在咽中缩肌外侧的脂肪之中，致使在扁桃体窝的深部触摸不到茎突尖端，应该注意手指向外侧触摸并上下移动，方不致漏掉。

对于 2.5 ～ 3.0 cm 的较短茎突，在常规的扁桃体窝范围是触摸不到的，应该向上、外触摸，触摸时注意几个标志，一个是下颌骨升支内侧，一个是腭骨后突的骨板，避免将翼钩误为茎突尖端。

因为以茎突为界，将咽旁间隙分为前隙和后隙，前隙主要为翼内肌和翼外肌，与张口有关，分离时尽量小损伤，以免术后张口受限。后隙主要为神经血管，特别注意颈动脉，所以在触摸时要注意手指的感觉，有搏动时尽量注意。

触摸到茎突尖端，如果茎突较长，暴露的较好，可以适当使用锐器来分离，特别是尖端附着韧带肌肉的切断时，一定暴露清楚，仔细地观察周围的组织和结构后才切断茎突。如果茎突较短，在深部分离时，一定要注意视野清晰，我们设计了茎突手术的撑开器，可使局部暴露清楚，手术中还可以使用鼻内镜伸入术腔内使视野更加清晰，在分离骨膜和截短茎突时避免损伤神经血管。

我们在手术时使用电刀分离，小血管直接凝闭，如果损伤到小的血管，可以再次使用电刀凝闭，但是在深部要注意，电凝时要注意周围血管。张庆丰等使用低温等离子作为电刀，将茎突周围组织消融后截短茎突。

截短茎突时书本上要求使用骨剪，实质上在咽部狭小的部位，骨剪是进不去的，我们使用持针器来进行骨折茎突，再暴露到合适的部位，将筛窦刮匙略外移，将持针器在筛窦刮匙后方伸入，向上逐渐推压周围软组织，确定位置后，扣紧持针器，左右摇摆将其骨折，此时不能松开持针器，略松开紧度，继续向外移动，取出截短之茎突。有的时候尽管茎突已经骨折，但是骨折处的软组织尚未完全分离开，贸然取出恐发生意外，应该慢慢移动取出。

茎突截短后，修正断端，然后妥善止血，在术腔内可以放入止血材料，然后将咽中缩肌、扁桃体被膜缝合，扁桃体窝内可以不缝合。行扁桃体切除后截短茎突，主要适用于在扁桃体的位置或扁桃体后方触摸到茎突尖端的患者，也适合于尽管不能触摸到茎突尖端，但有扁桃体触痛者。对于在前弓上下范围可以触摸到茎突硬性隆起者，可以不行扁桃体切除，请看下一章节。

（张庆泉　陈良　张华　孙岩　柳忠禄　王艳　朱宇宏　宫向荣）

31. 口内径路保留扁桃体的茎突截短术

如果在扁桃体的前上、前下方触摸到茎突的硬性隆起，这种情况可以不切除扁桃体，直接从触摸到隆起的位置做切口，向深部分离，在合适的位置截短茎突，然后妥善止血，适当缝合（图 40、图 41）。

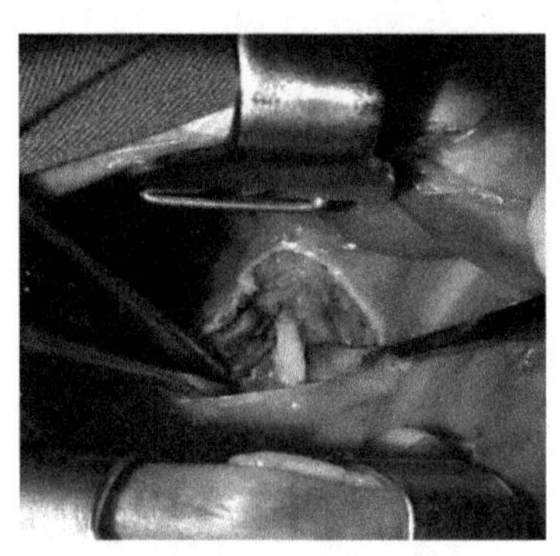

图 40　扁桃体前弓处径路茎突切除术
（彩图见彩插 12）

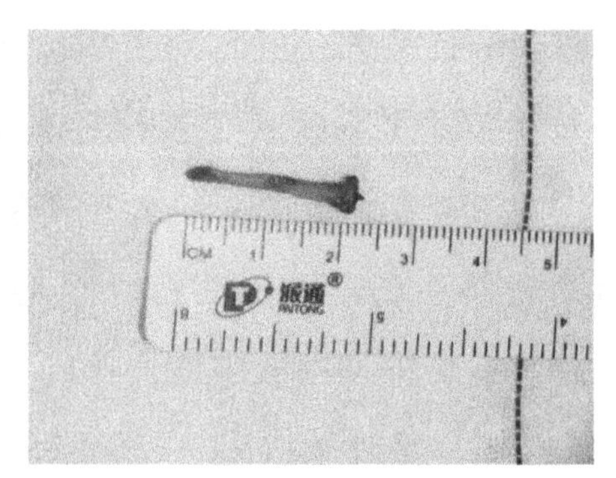

图 41　切除的茎突
（彩图见彩插 13）

手术中应该注意以下几点。

什么情况下可以行此种手术，我们的标准是咽部的触诊，硬性隆起在前弓的前方或上方，触痛明显，X 线显示茎突均在 4 cm 左右，茎突的内倾角在 45°～60°。术前将茎突的长度、内倾角度数、咽部触诊三项作为行此手术的标准。

手术中以触摸到的硬性隆起部位做垂直切口或略弧形切口，沿茎突走向分离茎突，因为茎突只要在这个位置，它的内倾角和前倾角都比较大，远端的肌肉韧带牵拉也比较重，所以在尖端下方的分离要注意，此时可以使用锐器分离剪断这些附着物。

在此位置触摸到的茎突，其内侧已经紧贴扁桃体了，分离时尽量注意保留完整的扁桃体被膜，我们还发现一例茎突穿越扁桃体前外侧组织，还是应该尽量仔细分离，减少损伤，截短茎突后，可以缝合破裂的被膜。

术中因为保留了扁桃体，向深部的分离更加困难，此时在截短茎突后，一定不要松开持针器，防止茎突断端脱落造成取出困难，欲截除茎突较长时，切口适当延长，也更有利于操作。

（张庆泉　姜绍红　王艳　王强　柳忠禄　孙岩　张华　陈秀梅　宫向荣）

32. 扁桃体掀翻前外侧径路茎突截短术

如果茎突位于扁桃体的外后侧，手术又想保留扁桃体，仅从前弓径路又难以暴露茎突，那就要做扁桃体掀翻径路手术，暴露茎突后分离切除，然后妥善止血，将扁桃体复位，对位缝合（图 42 至图 44）。

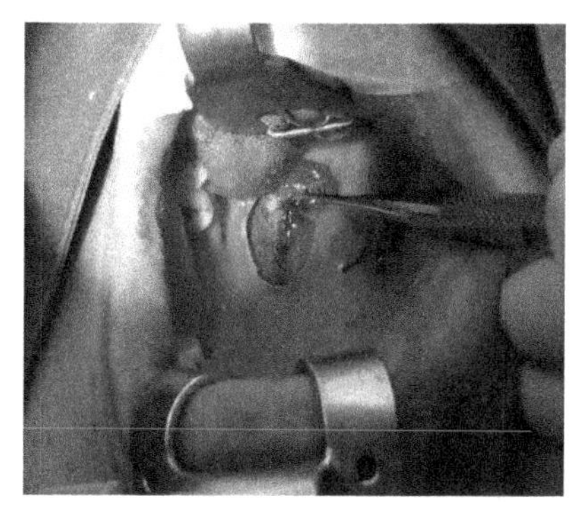

图 42　扁桃体掀翻径路手术，将扁桃体前上切开，内下分离（彩图见彩插 14）

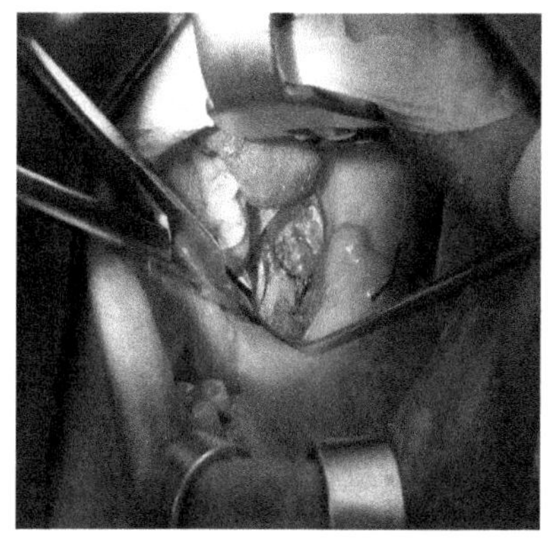

图 43　暴露茎突，向根部分离（彩图见彩插 15）

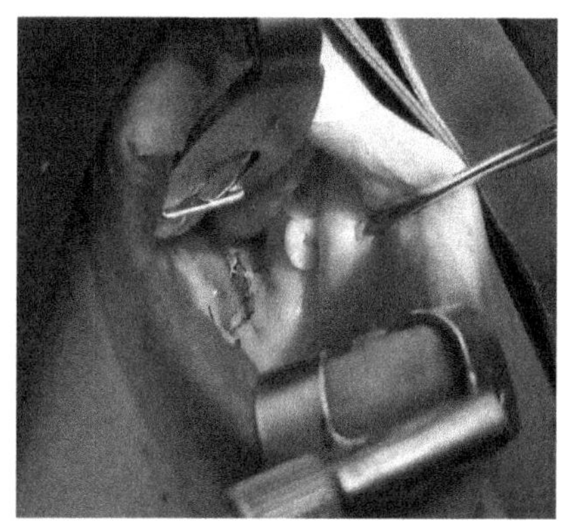

图 44　手术结束，扁桃体复位缝合（彩图见彩插 16）

手术时注意以下几点。

这种手术与保留扁桃体的茎突切除术有些类似，不同的是前者不用分离扁桃体；而后者要将扁桃体做一分离推向内侧，茎突切除后再复位。这种手术保留了扁桃体的功能，适合于年轻患者或避免咽部过多的瘢痕形成，以免以后形成咽部异常的感觉。

我们原来的手术切口是做一个大弧形切口，在扁桃体上方弯曲较大，后来发现一旦扁桃体复位愈合不佳，扁桃体上方位置下移，上方形成凹陷，后来改进切口，做一小弧形切口，扁桃体上方不做过分的弧形，避免了扁桃体因为愈合不佳造成的上极下移。

将扁桃体分离后推向内侧，保留多大的蒂部？我们一般掌握内侧掀翻约 1/2 即可，以不影响手术为主。

张立红等对于在扁桃体内触摸到茎突尖端的患者，先将扁桃体头部切开，然后向下切开分离扁桃体，在近后弓处形成扁桃体瓣，将其推向咽部，然后切除茎突，妥善止血后再将扁桃体原位缝合。金德斌等也施行了该种手术，认为此手术方法适合于年轻患者，没有反复的扁桃体炎急性发作者。

将扁桃体瓣推向内侧后，依次进行茎突的分离切除。扁桃体瓣复位后尽量缝合两层，避免切口裂开造成愈合延迟。

如果合并扁桃体慢性炎症，或经常有扁桃体急性炎症发作者，应该切除扁桃体，不应保留。

（张庆泉　王艳　柳忠禄　姜绍红　王强　孙岩　张华　陈秀梅　宫向荣）

33. 颈外径路茎突截短术

国内外学者多选择经口径路行茎突截短术，但是也有部分专家认为以颈外径路手术较好，我们认为，选择何种径路进行手术，应该根据患者的具体情况而定。

笔者认为如果咽部可以触摸到茎突尖端的隆起，患者没有瘢痕体质等因素，也没有咽部较重的慢性炎症或反复发作的急性炎症，可以选择经口径路茎突截短术；如果咽部触摸不到硬性隆起，而影像学检查茎突的内倾角不大，或有茎突舌骨韧带骨化或有茎突骨不连接等特殊情况，则可以选择颈外径路进行手术。具体如何选择，也应根据医院和患者的具体情况确定。如果茎突异常引发了颈动脉系统的改变，应该选择颈外径路进行手术。

有 2 种手术方法，一种是经下颌角后方切口进行手术，这样手术可以在茎突根部切断茎突，但是容易损伤面神经和腮腺；另一种切口是以下颌角为上端切口，在胸锁乳突肌前缘做弧形向前的切口，此方法在二腹肌外侧向上进入咽旁间隙，触摸到茎突尖端，然后循尖端向上分离茎突，至不能分离时切断茎突。对于茎突舌骨韧带骨化的患者，可以由此径路进行手术（图 45 至图 48）。

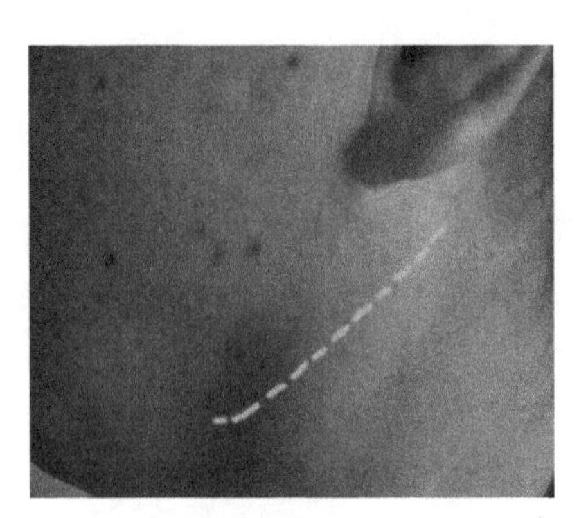

图 45　颈部切口 - 后上切口
（彩图见彩插 17）

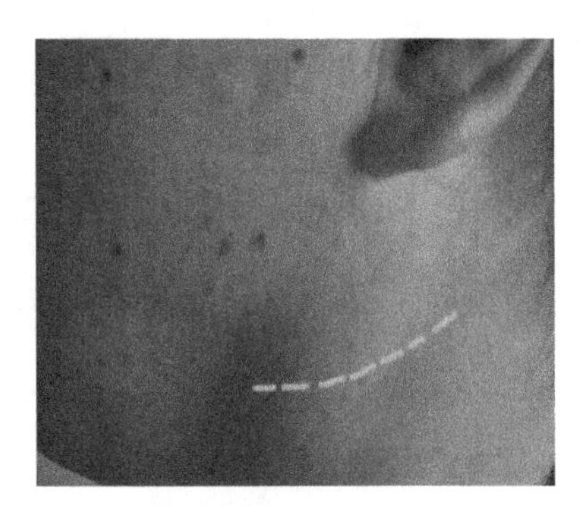

图 46　颈部切口 - 颌下切口
（彩图见彩插 18）

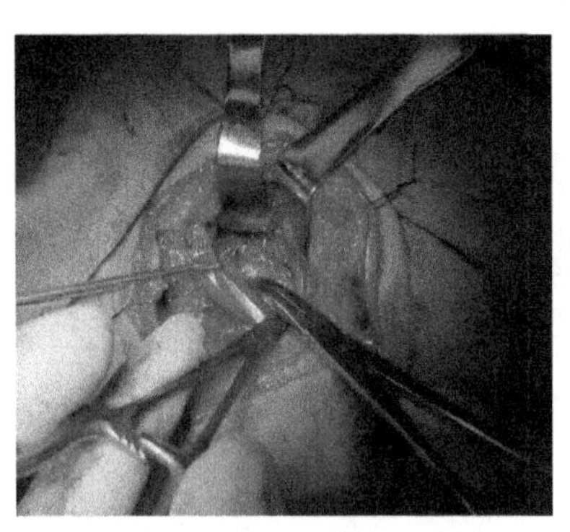

图 47　茎突舌骨韧带骨化患者颈部切口
暴露骨化的舌骨韧带
（彩图见彩插 19）

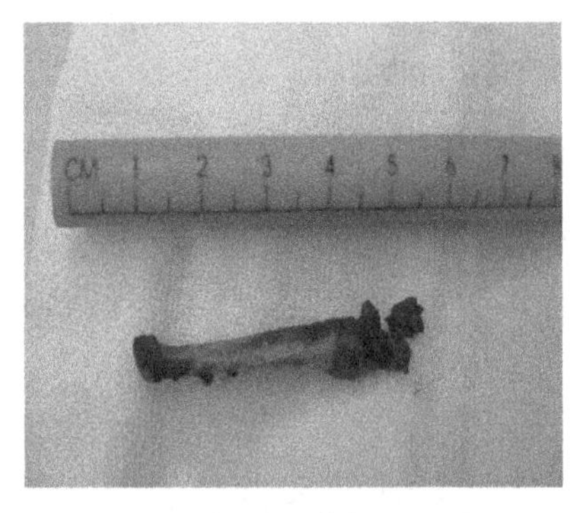

图 48　切除的部分茎突舌骨韧带，
近端假关节
（彩图见彩插 20）

颈外切口应该注意，距离下颌骨缘向下应该保持 2 cm 左右，以免损伤面神经下颌缘支。而在下颌骨升支后部的切口应注意避免腮腺损伤，也要注意面神经总干。

在下方切开皮肤、皮下组织后向上分离，在二腹肌的外侧向上分离，不应进入二腹肌内侧，以避免损伤舌下神经。在二腹肌外侧向上分离时，外侧为下颌骨内侧，此时应该让助手用甲状腺拉钩拉起下颌骨，一般能够向外侧移动 2 cm 左右，扩大了视野，也利于手术操作。

在下颌骨升支后方径路，手术应该掀起腮腺的后缘，注意乳突尖的位置，避免分离误伤面神经。

从下方向上分离，开始应该用手指进行，既可避免损伤其他组织，又可以触摸到血管的搏动。如果术腔小，可以将后缘胸锁乳突肌前缘分离开以扩大术腔。

颈外径路手术，手术床应该抬高，切口与手术者的眼睛居于同一水平，而助手则站立在对侧，用甲状腺拉钩拉起，或将其悬吊。

此时可以使用鼻中隔镜或特制的撑开器，扩张好以后，导入内镜，在清晰的视野下进行操作。

国外还有报道使用导航系统和压电系统进行手术。

（张庆泉　柳忠禄　王艳　姜绍红　王强　孙岩　张华　陈秀梅　宫向荣）

34. 茎突骨折术

茎突手术以截短茎突、缩短其长度为主，都是在有些情况下，不能很好地将骨折的茎突取出，也有专家研究了茎突骨折术的手术方法，简单讨论。

田树军等研究了茎突截短术与茎突折断术的临床效果，报道了 81 例茎突手术，其中茎突截短术 57 例，手术有效率

92.99%，并发症为 3.51%；折断术 24 例，手术有效率 91.67%，并发症为 4.17%。疗效对比和并发症发生率无差异，认为茎突折断和茎突截短疗效相同，而且茎突骨折手术简单，仅将茎突骨折，尖端改变位置即可，所以可以实行该手术，特别适合于茎突较短的患者。

我们在茎突手术中也发现茎突较短（2.5 ～ 3 cm）时，有时给予茎突分离骨折后却难以取出，乃将骨折的茎突推向外侧，保持在略内斜 15° ～ 20° 的位置，术后发现效果良好，因为例数太少，未做统计报道，尚待以后观察研究。

但是也有临床报道头颈部外伤后发生茎突骨折，此时一定要注意骨折茎突的方位，综合考虑茎突骨折与临床症状的关系。Tiwary 等对 84 例颌面部外伤的患者，观察了茎突的情况，其中 27 例发生了茎突骨折，多为下颌骨和面部多发性骨折的同时伴发茎突骨折，观察认为茎突长度与骨折无关，所有患者保守治疗反应良好，建议在头颈部复杂的外伤中，特别是下颌骨和面部多发骨折，一定要注意茎突的情况。通过 Tiwary 的观察我们也可能反证认为，茎突骨折是可行的。

卢永德等报道的 35 例茎突综合征患者，也发现 1 例有茎突骨折的患者。

就目前茎突手术的总体情况，单纯的茎突骨折不宜推广，主要是针对茎突较短、手术折断后取出有困难者，可以采用此种手术方法，调整好茎突远端位置即可。

还有专家针对茎突异常和茎突舌骨韧带钙化情况，实行了茎突异常周围组织的针刀松解，我们认为，这种治疗只能暂时缓解症状，疗效不能持久，故不宜推广。

（张庆泉　孙岩　陈秀梅　姜绍红　赵利敏　马国伟　王坤　王永福　孙秀梅　孙艳清　崔红）

35. 先进科技设备在茎突手术中的应用

随着科技的进步发展，许多先进的设备、器械都可以使用到茎突手术中，例如内镜系统、导航系统、等离子系统、压电系统等。

（1）内镜系统。内镜系统用于茎突手术中是最早的，不论是口内径路还是颈外径路都可以使用。李涛等采用内镜引导下行口内径路截短茎突，手术中还使用了低温等离子系统，最后认为，经口径路在内镜辅助下行等离子茎突截短术，可以通过微创有效地治疗茎突综合征。Chen 等对 133 例茎突过长的患者采用耳后径路内镜下茎突截短术，80.5% 的患者症状完全缓解，15% 患者症状部分缓解，没有疼痛，只有一侧轻度的暂时的面瘫，4 侧出现暂时性耳聋。结论：内镜辅助下茎突手术是有效的和安全的，可以临床使用。

（2）外科导航系统（图 49 至图 51）。Dou 等使用外科导航系统对12例17侧茎突过长的患者进行了手术，结果显示外科导航辅助下经口内咽旁径路和颈部小切口径路手术，17侧茎突被精准切除，均未出现严重并发症。平均出血量、平均手术时间都优于传统手术。10例患者症状明显改善，2例有所改善。结论：外科导航辅助下茎突手术，准确率高，出血量少，手术时间短，住院时间短，无并发症，症状改善好，是一种有效的、微创的手术方法，适合于茎突手术。

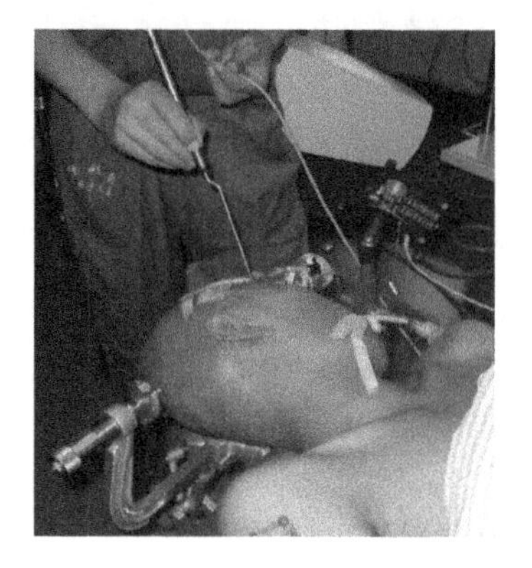

图49 导航手术前的定位（非茎突手术）（彩图见彩插21）

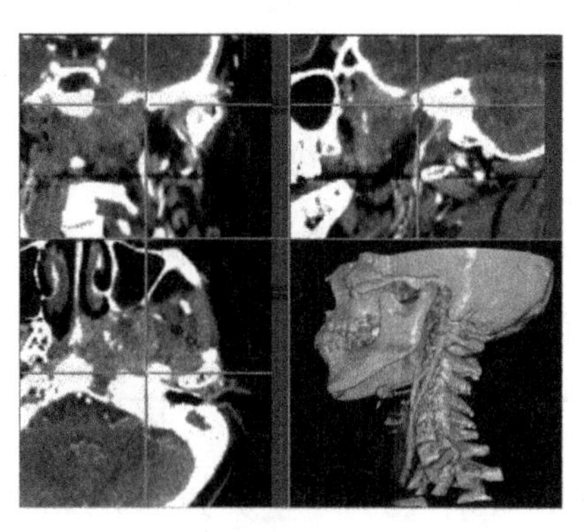

图50 导航手术中定位（非茎突手术）（彩图见彩插22）

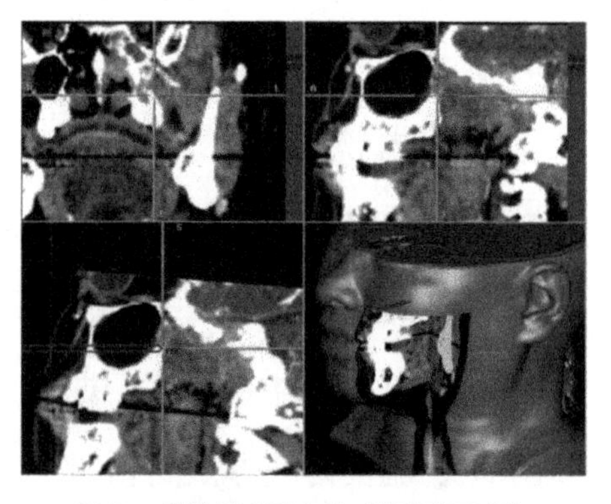

图51 导航手术时定位（非茎突手术）（彩图见彩插23）

（3）等离子系统。Cheng等总结了等离子系统经口辅助茎突截短术，提示出血量少，手术时间短，治愈率58.1%，有效率30.6%，应用等离子系统辅助茎突截短术值得提倡。张庆丰等首先使用低温等离子消融技术对 13 例患者消融茎突突出部位的扁桃体组织，以暴露茎突，然后分离茎突，予以切断。并把 10 例传统扁桃体切除加茎突截短术的患者作为对照。观察手术时间、出血量、术后疼痛三点并进行了比较，结果显示低温等离子射频消融技术辅助的手术有手术时间短、出血量少、疼痛轻的优点，而且保留了扁桃体的形态和功能（图 52、图 53）。

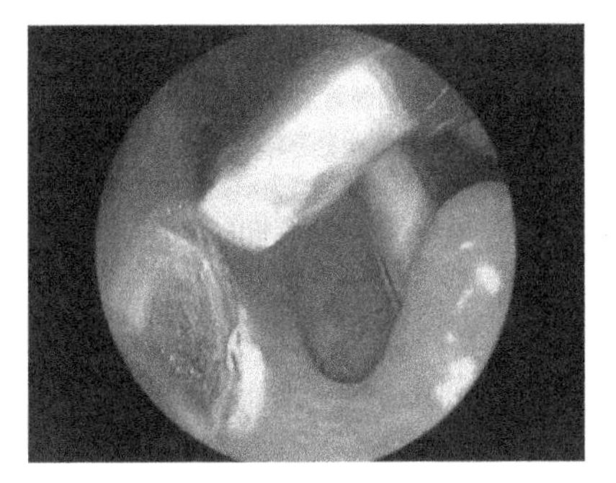

图 52 等离子消融形成切口
（张庆丰教授提供，彩图见彩插 24）

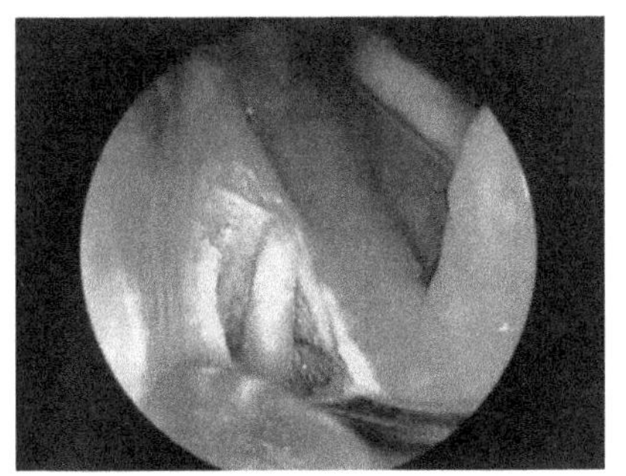

图 53 暴露茎突尖端，向深部分离
（张庆丰教授提供，彩图见彩插 25）

（4）压电系统。Sukegawa 对 1 例 45 岁的日本的茎突异常的男性患者使用外科导航辅助下经口径路结合压电系统切除了过长的茎突。术前准备涉及使用定制的牙合夹板以便术中的开口，暴露术野。使用导航探针的三维定位，确定了茎突的位置，通过经口径路确认切除部位后，结合压电手术解剖茎突，术中顺利切除茎突，术后无并发症。结论认为在经口径路手术时使用导航系统和定制的牙合夹板切除茎突，以及压电切割装置，对于茎突过长的患者来说是安全的。

（5）机器人手术。Kim 分享了他们使用经口机器人手术治疗茎突综合征的经验。介绍了 4 例患者的治疗效果。平均安装时间和操作时间分别小于 10 分钟和 30 分钟，手术后症状均完全缓解，术后第 1 天即经口进食，没有手术并发症。结论：使用机器人治疗茎突异常是可行的。Kadakia 也使用机器人经口行保留扁桃体的茎突切除术，经过 3 例患者的观察，成功保留扁桃体，疼痛很轻，无并发症。表明该疾病外科手术方式变化的可能性。

总之，先进设备的出现，给我们的医疗技术带来了飞跃性的发展，给医务人员带来了先进的理念和技术操作手段，也给患者带来了福音，但是这些技术的临床应用，应该根据各自医院的条件、设备、经济实力等综合考虑，不应牵强实施。

（张庆泉　孙岩　姜绍红　陈秀梅　王坤　马国伟　王永福
孙秀梅　孙艳清　崔红）

36. 手术并发症

茎突手术给患者带来的益处无可比拟，但是不同的手术给患者带来益处的同时，不可避免地出现了一些并发症，临床医师应该注意。

朱宇宏、赵利敏等总结了 146 例茎突手术，其中经口径路的茎突截短术 54 例，经颈外径路茎突截短术 92 例，手术成功率 98.9%，并发症发生率 7.6%。其中较重的并发症是一例经颈上部的切口茎突截短术，术后发生了面神经麻痹，但术后采取了治疗措施，在术后 3 个月逐步恢复。1 例经颈部茎突截短术发生了出血，尝试止血未能成功，后来采用颈外动脉结扎术后出血停止。经口的两例创面出血，经局部缝合处理出血停止。

林海燕等报道了 182 例经口、经颈部的茎突手术，发生术后并发症 8 例，其中咽部出血 1 例，轻度的面神经麻痹 5 例，张口受限 1 例，耳周麻木 1 例。咽部出血、张口受限发生于经口径路者，其余发生于经颈部径路手术者。

郭炼等报道 74 例茎突截短术的患者，经口手术 19 例，经颈部手术 55 例，发生并发症 3 例，咽部出血 1 例，面神经下颌缘支麻痹 1 例，舌下神经损伤 1 例。咽部出血采取咽部缝合结扎止血，神经麻痹者采取药物治疗。

仇继兵等施行 8 例经口径路扁桃体切除茎突截短术，其中 1 例在切开咽上缩肌时发生动脉出血，予以血管结扎止血。术后 7 天发生出血，经局部用药、局部压迫止血。

茎突手术并发症的发生与许多因素有关，局部结构的畸形和紊乱、全身疾病的原因、解剖知识的欠缺、操作的问题、器械的问题都是可能的原因，手术前一定要综合考虑，避免并发症的发生。

（张庆泉　朱宇宏　赵利敏　姜绍红　邢建平　王锡温　宫向荣　刘玉涛）

典型病例集锦

37. 茎突骨不连接诱发复发性偏头痛 1 例

[病历摘要]

患者，女性，53 岁。左侧头痛 5 年，以颞部为主，情绪变化时发作或加重，睡眠差，伴有咽部不适、咽部异物感，时有左侧咽痛，左侧咽痛时头痛可发作或加重，进食无咽痛。按照偏头痛、血管性头痛、慢性咽炎、更年期综合征等治疗无好转。于 2002 年 7 月 6 日入院。

专科检查：头颈部未见异常，左侧颞部无压痛。耳、鼻未见异常，咽部黏膜慢性充血，扁桃体 I 度。行电子喉镜检查喉部未见异常。咽部触诊未触及异常。

辅助检查：茎突 CT 检查显示左侧茎突约 4.3 cm，中间显示骨不连续（图 54），再次行咽部触诊，轻触左侧扁桃体周围，在扁桃体前弓处隐约可触及硬性隆起，略一用力，即触摸不清。

初步诊断：考虑为茎突综合征——骨不连续类型。

治疗及转归：向患者解释病情，反复给予咽部触诊，确定了扁桃体近前弓中部有硬性隆起，给予 1% 利多卡因 2 mL，左侧咽部局部封闭，咽部疼痛立即消失，左侧头痛随之缓解，同时给予扩张血管、改善微循环、非甾体类药物治疗。3 天后疼痛复发，再次封闭咽部，疼痛即消失，左侧头痛也消失。经过 5 天的观察治疗，头痛时有发作，患者要求手术治疗。全身检查无手术禁忌证后，于 7 月 13 日在全身麻醉下行左侧颈外径路茎突截短术，术中发现茎突尖端触摸时游移不定，遂扩大切口，仔细分离周围组织，截除约 2.4 cm 的茎突，尖端约 1.0 cm 的长度为骨性组织，后端约 1.4 cm 的长度为纤维结缔组织连接（图 55），术后咽痛、头痛立即缓解，5 天后咽痛、头痛消失，7 天后痊愈出院。

随访 2 年多头痛未见复发。

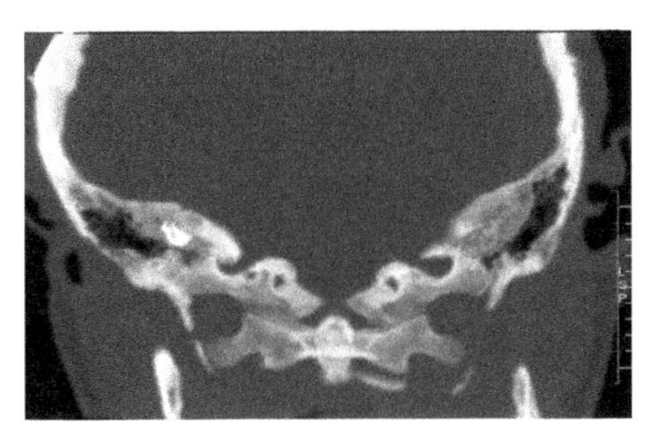

图54 茎突CT-MPR显示左侧茎突过长，中段显示骨不连续

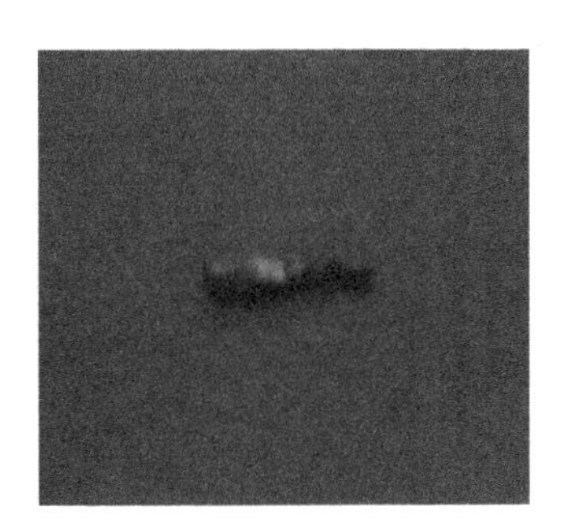

图 55 截除的茎突（彩图见彩插 26）

[讨论]

本病例考虑为茎突异常刺激了颈外动脉或颈动脉周围的神经纤维组织，反射性引起颈外动脉的痉挛，造成反复发作的左侧偏头痛。以颞部为主，考虑主要为颞动脉的痉挛或异常扩张，因为茎突尖端的反复刺激，加上患者处于更年期，自主神经类型比较敏感，更容易激惹和反复发作。提示对反复发作的偏头痛患者及常规药物治疗效果不佳者，一定要注意咽部和茎突的检查。

（张庆泉　姜绍红）

38. 茎突过长合并反流性咽喉炎、抑郁症 1 例

[病历摘要]

患者，女性，49 岁。咽部异物感、咽痛 3 年，右侧明显，有时咽痒、咳嗽，有反流，无反酸。胃病史 4 年。

专科检查：咽部慢性充血，扁桃体 I 度。喉镜检查见喉部正常，杓会厌皱襞略肿，运动正常，后联合喉内面有黏膜增生。

初步诊断：症状体征评分复合反流性疾病，诊断为反流性咽喉炎。

治疗及转归：嘱患者控制饮食，给予奥美拉唑肠溶胶囊 20 mg/ 次，2 次 / 日，饭前口服。治疗约 2 周后咽部异物感、

咽痛明显减轻，但右侧感觉始终存在。继续治疗 5 周，反流、咽部不适等症状基本消失，右侧咽部有时痛。门诊复查时给予咽部触诊，右侧扁桃体后缘触及一硬性隆起，遂行茎突 X 线检查，发现右侧茎突长约 5.3 cm（图 56），诊断为反流性食管炎伴茎突综合征。由于胃病不能应用非甾体类药物，给予金嗓清音丸、开喉剑等药物治疗，效果不佳。

经患者及家属同意，决定行茎突手术治疗，于 2014 年 3 月 12 日入院。入院后行全面检查，头颈胸部、心脏腹部未见异常，辅助检查无异常，于 3 月 16 日在全身麻醉下行右侧扁桃体切除加茎突截短术，术中切除扁桃体后暴露右侧茎突，向深部分离后截短茎突约 3.0 cm（图 57），术后右侧症状减轻。术后 2 周右侧的咽部症状消失。

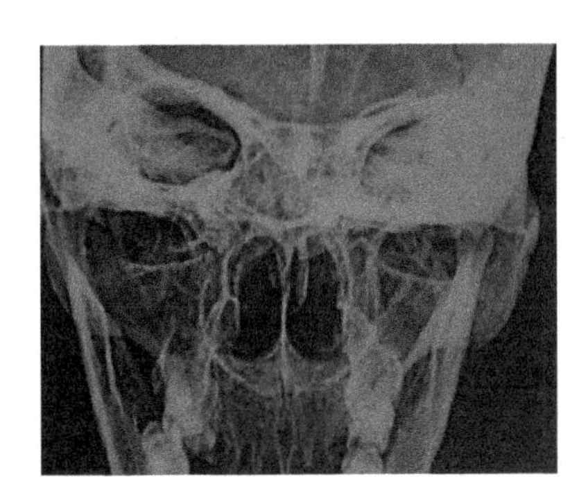

图 56　茎突正位片显示右侧茎突约 5.3 cm

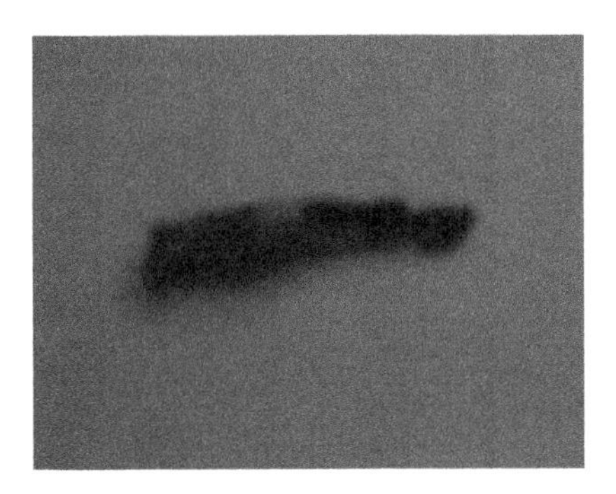

图 57　切除右侧茎突约 3 cm
（彩图见彩插 27）

术后约 1 个月，患者又感咽部不适，位置不定，主要为闷胀感，进食无影响。患者一直有睡眠差的病史，近来加重，有焦虑倾向，睡眠更差。请神经内科会诊后给予氟哌噻吨美利曲辛片口服，当晚症状消失。持续治疗 3 周复查，咽部未见异常，感觉良好，调整药物，观察治疗。

[讨论]

在咽部诸多疾病同时存在的情况下，如何治疗是个关键，应该主要治疗首发疾病。该患者起初咽部异物感、咽痛侧别不明显，有反流等症状，有胃病史，又检查发现喉部的黏膜增生改变，症状体征评分复合反流性食管炎的诊断，给予奥美拉唑药物治疗效果良好。但是在治疗反流性咽喉炎的同时发现患者的右侧感觉比较重，行茎突检查发现了右侧茎突过长，考虑右侧咽部的感觉主要受茎突过长刺激的影响，保守治疗无效后行经口径路茎突截短术，术后一段时间症状基本消失。后来患者又感觉咽部不适、闷胀感，追问病史知其有焦虑抑郁倾向，会诊后考虑为抑郁症，遂给予氟哌噻吨美利曲辛片治疗，当晚症状即消失。后来患者持续就诊于神经内科，调整药物观察治疗。

（张庆泉　王春雨）

39. 茎突异常并发舌咽神经痛 1 例

[病历摘要]

患者，男性，63 岁。因右侧咽部异物感 2 年，加重伴右侧咽部、舌根区呈针刺样疼痛 1 年，反复发作而入院。

现病史：患者 2 年前无明显原因出现右侧咽部异物不适感，空咽时明显，进食无阻挡感，无咽部疼痛及呼吸困难。行纤维喉镜检查咽喉未见明显异常。行茎突正侧位片示茎突过长，右侧长约 4.2 cm，左侧长约 3.5 cm，茎突内倾角 55°，大于 40°。考虑为茎突综合征（右），建议手术治疗。患者因个人原因未行手术治疗。1 年来上述症状持续存在，患者咽部疼痛，以右侧舌根、扁桃体区及咽喉部疼痛为主，向右侧耳根部及下颌后部放射，疼痛剧烈，呈针刺样，阵发性，且具有明显扳机点，张口、说话、吞咽或刷牙时可诱发疼痛，服用卡马西平疼痛可缓解。遂再次就诊。

专科检查：行咽部触诊时再次诱发右侧咽部及舌根区的疼痛，且于右侧扁桃体窝区可触及质硬条索状物，1% 利多卡因 2 mL 局部封闭疼痛消失。

初步诊断：考虑为茎突综合征并发舌咽神经痛（右）。

治疗及转归：入院后完善检查，在全麻下行口内径路右侧茎突截短术，术中切除右侧扁桃体，妥善止血，用手指触摸扁桃体窝，即可触及硬性隆起，确定茎突末端的位置。于咽缩肌筋膜处分离查找舌咽神经末梢支 2 支，予以切断，而后在该处纵形切开咽上缩肌，分离筋膜和肌肉等软组织，达茎突末端，离断茎突尖端肌肉韧带，剥离子向茎突根部剥离，用筛窦刮匙自尖端套入，尽可能多地暴露茎突，后用血管钳夹住分离暴露茎突根部，将其折断取出，修整断端，切除茎突约 2.2 cm。术后患者无咽部出血、感染等并发症，咽部异物不适感及右侧舌咽神经痛的症状消失。

随访观察 1 年，患者前述症状消失，临床治愈。

[讨论]

茎突与寰椎横突之间有舌咽神经、迷走神经、副神经和舌下神经通过，茎突异常可以刺激周围的这些解剖结构，是茎突过长、角度异常及茎突舌骨韧带骨化引起临床症状的解剖学基础。

茎突综合征合并舌咽神经痛的临床症状包括咽痛及咽部异物不适感。位置可以发生在扁桃体区、舌根部或舌骨区，咽痛性质因人而异，有的是钝痛、胀痛、刺痛，有的是剧烈疼痛、撕裂痛、刀割痛；可以是阵发的、闪电性的，也可以是持续性的，可以因为吞咽、说话、转动颈部而激发或加重。

患者有典型的临床症状，且扁桃体周围可触及条索状或刺状突起并有压痛，局部利多卡因注射症状可消失，茎突的影像学检查显示茎突长度超过 2.5 cm 才能诊断为茎突综合征。

茎突综合征合并舌咽神经痛者应常规行口内径路切除扁桃体的茎突截短术。优点是手术切口可暴露茎突尖端，尽量先在扁桃体外侧的被膜处分离查找舌咽神经末梢支，予以切断，然后切除异常的茎突。

（张芬　王春雨　张庆泉）

40. 茎突过长症致腭肌阵挛 1 例

[病历摘要]

患者，女性，33 岁。主诉咽部干灼样疼痛，伴颈部酸胀感 8 个月，且间或双侧颞部阵发性抽搐样痛。近 4 个月来出现咽部跳动感，伴咯咯作响，不能控制，旁人也能听到。

专科检查：张口时可见软腭向后上不自主抽动，扁桃体、舌体亦有同样抽动，伴有“咯咯”响声；闭口时旁人距患者 10 cm 处能清晰听到“咯咯”响声。咽前柱慢性充血肥厚，扁桃体Ⅱ度，双侧扁桃体窝下方均可触及骨性突起物，颈部无异常。

辅助检查：X 线检查见双侧茎突长约 4.0 cm。肌电图示腭肌明显阵挛。

治疗及转归：入院后，局麻下分别截取左右茎突约 1.5 cm。术毕，软腭抽动及“咯咯”声消失，术后症状未再发生，经查肌电图证实腭肌阵挛消失，痊愈出院。

[讨论]

腭肌阵挛的原因不清，原来有专家推测可能系颅内齿状核和红核部位的病变导致，至今未做定论。关于茎突过长造成的腭肌阵挛属于第 1 例报道，实属罕见，提醒临床医师应该注意。

腭肌阵挛的治疗方法不一致，有报道应用药物治疗，也有专家使用颞下窝封闭的方法治疗，该病例实行茎突手术后腭肌阵挛未再发作，反证了这个病例引起腭肌阵挛的原因就是茎突异常。

（文登中心医院耳鼻咽喉科蔡洪海教授提供病例）

41. 茎突舌骨韧带骨化致强迫低头位 1 例

[病历摘要]

患者，男性，48 岁。因头晕伴左颈部及肩部疼痛、麻木不适 6 年，加重 2 个月，于 2009 年 5 月 20 日入院治疗。

现病史：6 年前患者无明显原因出现间歇性头晕伴左颈部及肩部疼痛、麻木不适，曾就诊于多家医院，行颈椎 CT、颅脑 CT 等检查，诊断为左侧耳后韧带钙化，行物理疗法，患者头晕及左颈部和肩部疼痛无缓解。近 2 个月来患者前述症状明显加重，被迫左侧头低位，且影响生活，来我院就诊。

专科检查：患者头被迫向左前方倾斜，双侧扁桃体均 I 度，左侧扁桃体窝可触及质硬条索状物，触之患者即出现左颈肩痛及头晕。

辅助检查：茎突 CT 示双侧茎突增长，左侧显著，长约 7.6 cm，茎突明显增粗，局部结节样膨隆，左侧茎突走行与颈动脉鞘邻近，下至舌骨上方水平，位于左梨状窝上方。

入院诊断：茎突综合征（左）。

治疗及转归：入院后完善检查，5 月 22 日于全麻下行颈外径路左侧茎突截短术，术中自左侧下颌角下方 1 cm 处至舌骨平面做弧形切口长约 8 cm，自颌下腺的深面二腹肌的外侧向深面钝性分离扪及茎突，刮除茎突表面骨膜及附着的韧带，见茎突粗大，深达舌骨大角，充分暴露茎突，用舌骨剪剪断，取出长约 4.7 cm 的茎突。术后给予抗感染治疗。病理报告为茎突成熟骨组织。术后患者头晕及左侧颈肩痛消失，头部可以正常运动，于 5 月 30 日出院。

出院后随访 1 年，患者前述症状未见复发。

[讨论]

茎突上除有茎突舌肌、茎突舌骨肌和茎突咽肌起始外，其末端尚有茎突下颌韧带和茎突舌骨韧带起始。茎突、茎突舌骨韧带、舌骨小角和舌骨体共同组成茎突舌骨链。茎突尖端前为扁桃体窝，若茎突舌骨链骨化或茎突过长，可在扁桃体窝周围触及骨性突起，茎突与寰椎横突之间有舌咽神经、迷走神经、副神经和舌下神经通过。

茎突周围的这些解剖结构正是茎突过长、角度异常和茎突舌骨韧带骨化引起临床症状的解剖学基础。茎突过长是导致茎突综合征的一个重要因素，茎突方位异常可以压迫颈内动脉、颈外动脉、舌咽神经等组织，另外血管神经的畸形、异位靠近茎突会引发症状。

我们认为，在所有诱发茎突综合征的原因中，茎突舌骨韧带骨化致茎突过长是最主要的因素。截短茎突后即可消除这种刺激，疗效是确切的。本病例茎突舌骨韧带骨化导致茎突过长，茎突尖端与舌骨大角相贴，且茎突纵轴与颈动脉鞘相邻，过长的茎突能够刺激迷走神经、副神经和舌下神经等，导致该患者出现反复头晕及左侧颈部和肩部疼痛与麻木不适，强迫低头位，手术切除茎突长达 4.7 cm，术后可消除这些刺激，患者临床症状消失。

（姜绍红　张庆泉）

42. 扁桃体切除术后发现茎突过长 1 例

[病历摘要]

患者，男性，35 岁。因咽干、咽痒、干咳、异物感、阵发性左侧咽痛数年，反复发作，于胶东多家医院就诊，屡经中、西医专家诊治无果，反而加重。因长期不能痊愈，遂于 1957 年 7 月入院，要求切除扁桃体。

入院检查：咽部黏膜慢性轻度充血。双侧扁桃体 I 度，轻度充血，扁桃体腺窝不规则。颈部及颌下淋巴结无肿大。全身检查无异常。

入院诊断：慢性扁桃体炎、咽炎、咽神经症？

治疗及转归：向患者、家属、单位人员交代病情，可行探查性手术切除扁桃体，效果不定。经患者及家属同意后在局部麻醉下常规切除扁桃体，过程顺利，1 周后扁桃体创面假膜脱落，愈合好，患者自述原有症状消失而出院。

3 ～ 4 个月后患者来诊，自述术前症状再次发生，左侧咽部阵发性疼痛明显。专科检查：咽部黏膜轻度充血，双侧扁桃体窝平滑，左侧扁桃体窝触诊可以触摸到锥状物，触摸时患者自述疼痛明显，右侧无异常。X 线检查示左侧茎突长约 3.5 cm，右侧茎突长约 2.5 cm，诊断为茎突过长。交代病情后经口在局部麻醉下行茎突截短术，术中截短茎突后茎突滑脱，反复探查未能找到茎突断端，遂改行局麻下左侧颈部径路茎突取出术，顺利取出 1.5 cm 滑脱的茎突断端，逐层缝合内、外切口，外部切口放置橡皮引流条，术后应用抗菌药物预防感染。患者术后住院1周，愈合良好，术前症状消失出院，随访数年症状无复发。

[讨论]

在 20 世纪 50 年代能准确地诊断茎突综合征并施行扁桃体切除手术及茎突截短手术的案例，应该说是凤毛麟角，也提醒现在的耳鼻咽喉科临床医师，对于咽部固定部位的症状，特别是反复发作的一定要注意，常规的 X 线检查及喉镜是必要的，以免误诊。

手术截短茎突时一定要固定好夹持器械，在取出茎突断端以前不能松开，要依次外移夹持钳，最后取出。

20 世纪 50 年代的病例依然能给我们很有价值的提醒，前辈老师的经验值得我们终生学习。

（莱阳中心医院耳鼻咽喉科臧洪涛教授提供病例）

43. 茎突综合征误诊 10 年 1 例

[病历摘要]

患者，女性，45 岁。咽部异物感伴吞咽梗塞感 10 余年，左侧明显，且日渐加重。于 1979 年就诊。

现病史：患者曾就诊于当地多家医院，均诊断为慢性咽炎，多次服中药、华素片治疗。曾有中医诊断为梅核气。后就诊于外地多家医院，仍服用中西药也无好转。后到莱阳中心医院耳鼻咽喉科就诊。

专科检查：咽部黏膜轻度慢性充血，扁桃体 I 度，无炎症表现。咽部指诊，双侧咽侧壁均可触及角状、硬质的条索状隆起，左侧明显。

辅助检查：X 线检查示左侧茎突长约 6.3 cm，右侧长约 5 cm，其方位均向前内侧倾斜。其他检查未见异常。

初步诊断：茎突过长症。

治疗及转归：患者同意住院后行手术治疗。手术在局部麻醉下进行，首先切除双侧扁桃体，然后进行咽部指诊，双侧扁桃体窝内均可触及更明显的角状、硬质的条索状隆起，无血管搏动感，茎突过长诊断正确。随即行茎突截短术，先用环形筛窦刮匙套住茎突尖端，使茎突尖端清晰可见，随之用尖刀切开扁桃体被膜、咽缩肌筋膜及茎突骨膜，继续向上剥离茎突骨膜、茎突舌骨肌及韧带，筛窦刮匙尽力向上推压，最大限度地暴露茎突，用尖嘴咬骨钳在筛窦刮匙下缘咬断茎突，同法截短对侧茎突，切口未予缝合。截短茎突左侧长 4.5 cm，右侧长 3.8 cm。术后常规处理，5 天后症状消失，痊愈出院。

[讨论]

患者罹患咽部症状 10 余年，辗转多家医院屡屡误诊，说明以前我们耳鼻咽喉科临床医师对茎突综合征的知识掌握不全，致使误诊误治多年。目前国内外对茎突及其疾病的研究日渐增多，我们耳鼻咽喉科医师应该对该病有深刻的认识和掌握。

关于手术治疗，筛窦刮匙的使用，目前仍在临床持续，但是其他先进设备的使用也愈加频繁。对于咽部突出明显的患者，先用筛窦刮匙套住茎突尖端这不失为一种好的办法，这样可以缩短切口，减少周围组织的创伤，该例患者切开扁桃体被膜的切口未予缝合，自然闭合，说明了这一操作手法的优势。

（原莱阳医学专科学校曲福崇教授提供病例）

已发表文章概览

44. 茎突综合征的诊断和治疗

茎突综合征（styloid process syndrome）是因为茎突的长度过长、方位异常、形态异常等因素，致使其与邻近的肌肉、血管、神经、黏膜相抵触，而产生的咽部异物感、咽部疼痛感、反射性耳痛、舌咽神经痛、头颈部疼痛和涎腺分泌增多等症状的总称。

曾用名称有“茎突过长症”“Eagle 综合征”“茎突痛”“茎突过长所致的舌咽神经痛或耳痛症”“症状性过长茎突”“茎突舌骨韧带骨化”“茎突骨不连”等，在《耳鼻咽喉科全书·咽科学》出版时统一命名为“茎突综合征”。有研究发现：①国人的茎突平均长度为 2.5 cm，茎突过长者占 4%，而有症状者只占茎突过长人群中的 4%，很多茎突长度超过 2.5 cm 者并没有症状；

②部分患者的症状是茎突的方位异常造成的，而不是茎突长度超长引起的；③可摆动的细小、尖锐的茎突能引起复杂的症状。基于以上原因，国内统一命名为茎突综合征。1967 年，国外报道在有 30 万人口城市的某一医院，此类患者占门诊患者的 1/250，占住院患者的 1/40。国内尚无具体报道，据我们内部资料初步统计，在有 600 万人口的烟台市，此类患者占门诊患者的 1/352，占住院患者的 1/52。

（一）茎突综合征的发病机制

1. 茎突的解剖特点

茎突发生于人类胚胎第二腮弓的舌骨弓软骨，这一软骨前下基部则发展成舌骨。此基部的两端，各有一条软骨链与每侧颞骨相连。每一条软骨链有 4 段，即鼓舌段（茎突根部）、茎舌段（茎突体部）、角舌段（茎突舌骨韧带）和下舌段（舌骨小角），借纤维组织相连接。这个连接可以骨化，也可以形成假关节、骨不连或骨性融合。连接肌肉有茎突舌骨肌、茎突咽肌、茎突舌肌。韧带有茎突下颌韧带、茎突舌骨韧带。与茎突有关的血管有颈内动脉（位于茎突之后）、颈外动脉（位于茎突之前），动脉鞘均有交感神经分布，颈动脉体、颈动脉窦则有迷走神经与舌咽神经的分支分布。与茎突有关的神经主要是舌咽神经，分支进入鼓室形成神经丛。并与面神经耳支组成岩浅小神经至腮腺。舌咽神经出颅后上方位于茎突内侧，后至茎突咽肌后方，绕前方，沿茎突舌骨韧带向下、内至上、中咽缩肌至咽部、扁桃体等。

2. 发病机制

许多临床事实证明，茎突过长是导致茎突综合征的一个重要因素，但是多少算长，国人一般掌握在 2.5 cm，也有以 2.5 ～ 3.0 cm 为标准的。国外有 2.0 cm，也有 2.0 ～ 3.0 cm 的。茎突方位异常可以压迫颈内动脉、颈外动脉、舌咽神经等组织，是导致茎突综合征的另一个重要因素。有人怀疑某些脑血管病、高血压、偏头痛、不典型的眩晕感、漂浮感等与茎突压迫颈内外动脉有关。至于形态异常是否可以引发症状尚有争议，如扁桃体切除后发生了茎突综合征，一般认为切除了扁桃体后茎突直接刺激咽部黏膜组织致使咽部异物感加重，也有人认为可能是局部瘢痕所致。另外血管神经的畸形、异位可能靠近茎突引发症状。有几种理论可解释茎突过长的病理变化：①部分或全部茎突韧带骨化，可与舌骨小角呈骨性愈合，骨化中间亦可形成假关节；②茎突胚胎连接成分的异常骨化，这可解释茎突的弯曲和许多茎突韧带附着处新骨的形成，这种理论基于组织学的证据，在韧带附着的附近骨膜下见细胞的化生改变；③茎突软骨成分的存留连接到颞骨，然后骨化成骨。

3. 诱因

一般认为，发作性扁桃体炎、扁桃体切除术后、年龄、遗传、各种对局部的刺激或损伤、内分泌、精神等因素可能诱发茎突综合征的症状。另外，茎突附着的两个韧带或三个肌肉附着处可能因腱鞘炎、风湿性茎突炎、退变性颈椎（间盘）病等使颈椎变短，改变了茎突方向。茎突先天残存软骨与茎舌韧带钙化或骨化后刺激舌咽神经、三叉神经下支或鼓索支或其他后组颅神经有关。咽部黏膜慢性炎症可向深层波及茎突及其周围组织产生炎性疼痛或激惹症状。扁桃体切除术后愈合的纤维组织牵扯过长的茎突，刺激了茎突尖端及其相邻神经。国外有颈部挫伤引起茎突骨折引发茎突综合征的报道，值得注意的是，咽部异物引起的剧烈呕吐与咽部肌肉强烈收缩也可致茎突骨折。

（二）茎突综合征的诊断

1. 临床症状

茎突综合征的病因复杂，临床表现也各不相同，国内专家将以咽痛、咽部异物感为主的称为“典型的茎突过长症”，将以头痛、颈痛为主的称为“颈动脉压痛症”。Eagle 也依临床表现将其分为两组，即“典型的茎突综合征”和“茎突颈动脉综合征”。这两种分类基本相同。典型的茎突综合征的患者通常主诉咽部疼痛并放射到乳突，咽喉部有异物感，咽下困难；患者有扁桃体切除术史，扁桃体窝内有较厚的瘢痕组织，窝内触诊有硬块。Eagle 认为引起疼痛的原因是瘢痕组织中含有舌咽神经的分支，偶尔含有第Ⅴ对颅神经，罕见的含有第Ⅶ和第Ⅹ对颅神经。茎突颈动脉综合征患者不一定有扁桃体切除史，主诉晕厥，颈部疼痛沿颈动脉的分布呈向上放射性疼痛（颈动脉痛），也可间歇出现额或颞部头痛及耳痛；扁桃体窝或咽侧壁触诊，茎突为骨性条索，茎突越长触诊越容易触及。本病可以出现以下症状。

（1）咽痛：可以发生在扁桃体区、舌根部或舌骨区。咽痛性质因人而异，可有钝痛、胀痛、刺痛，也有剧烈疼痛，如撕裂痛、刀割痛；可以是阵发性、闪电性疼痛，也可以是持续性；可因吞咽、说话、转动颈部而激发或加重。

（2）咽部异物感或梗阻感：异物感或梗阻感可致频繁吞咽，空咽时异物感加重。有人在扁桃体切除后，始终感觉咽部伤口未愈合，或鱼刺样刺痛感。也可以有慢性咳嗽、腭痛、味觉改变、牙痛、流涎、声嘶、气促等症状。

（3）颈部下颌角部位疼痛：颈部可有胀痛、钝痛、刺痛、牵扯痛、压迫感等，多因头位转动而加重。疼痛可以牵扯到颈下部至肩部、锁骨区，甚至胸部，有的还引起颈后痛，甚至扭曲颈部引起暂时性失明、失语等。

（4）头痛：包括颞部、眶部、颊部、额部或枕部的疼痛，多为胀痛、搏动性痛、钻痛。头痛可以因为头部转动、吞咽、冷风刺激而诱发或加重。也可有眩晕感、漂浮感等。

（5）耳痛或乳突区痛：可以单独出现耳痛，也可与舌咽神经痛同时出现，或为突发性、搏动性痛。有的仅为耳内异物感或堵塞感。

（6）耳鸣：常为持续性或搏动性，有时可因压迫颈动脉或头位变化而有所改变。

（7）舌痛：可有舌痛、舌发硬、运动不灵活的症状，多发生在单侧，另外可以有味觉改变，有的患者可有流涎等症状。

以上症状多为单侧，也可双侧出现，或是在扁桃体切除手术后出现。因为这些症状的长期刺激，患者可以出现失眠和神经衰弱等症状。

2. 临床检查

咽部检查可以在扁桃体区或前后弓触及条索状或刺状突起，并有压痛，触摸时可以诱发疼痛或加重症状。在下颌角、颈上部、肩部可以触摸到压痛点，转动头部疼痛加重，局部的触摸也能加重或诱发症状。由于茎突尖端大部分位于扁桃体的中、下部，故触诊时应重点注意扁桃体窝的中、下处。若扁桃体窝或咽侧壁触诊引起疼痛或相关症状加重，而局部注射 1% 利多卡因 2 mL 后症状暂时消失，则是诊断茎突综合征的有力证据。

3. 影像学检查

（1）茎突的 X 线检查：茎突的 X 线摄片可以显示茎突的长度、方位或形态有无异常。常用的位置是正位、侧位片或曲面体层摄片，正位片可显示茎突的夹角，侧位片显示茎突的长度。在 X 线片上以茎乳孔至茎突尖端的长度作为茎突的长度，一般国人以 2.5 cm 为标准。角度的测量是从茎乳孔向下做一条与颅底平面的垂直线，测量茎突与此垂直线的偏斜度。国内专家认为多数茎突与此线偏内偏前各成 30°，超过 40° 或少于 20° 可认为是茎突方位异常。

（2）彩超扫描：国内有人采用美国 Apogeecx 100 型超声显像仪，7.5 MHz 高频探头测量了茎突的正常值，发现彩超扫描结果长于 X 线测量的正常值，这可能是由于 X 线对茎突增生部分的软骨显示有一定局限，而彩超可克服这方面的不足。他们还发现茎突越长，内侧角越大，与颈外动脉就越贴近，临床症状越重。彩超检查比较方便，费用低廉，可以在临床探索应用。

（3）螺旋 CT 和三维重建技术：在 X 线平片断层显示茎突或茎突舌骨韧带骨化欠佳时，应选择 CT 冠状位扫描及三维重建。众所周知，CT 的分辨率远远大于 X 线平片，CT 对茎突舌骨韧带的部分或全部骨化及轻度钙化显示较佳。CT 冠状位扫描优于水平位，前者可直接显示茎突过长的长度和范围。三维重建技术对茎突过长的全貌显示较佳，其既显示茎突本身又能显示茎突舌骨韧带骨化，利用多平面、多角度旋转技术可清楚地观察茎突过长的立体解剖及其与邻近的关系，并可直接精确地测量茎突的实际长度和角度，有利于临床手术方案的制定及手术径路的选择。

4. 诊断

根据患者的症状和体征慎重诊断。凡是 20 岁以上的患者，有以上的临床症状，扁桃体窝或咽侧壁局部触诊摸到硬性隆起，局部的麻醉试验结果阳性，X 线摄片、CT 检查、彩超检查的结果提示茎突长度、角度、形态异常，都可以作为诊断的依据。茎突超过正常长度而又难以确诊的患者，可在征得患者同意的情况下行茎突截短手术，根据疗效确定诊断。我们确定下列诊断标准：①具有前述 7 种临床症状之一；② X 线正位片测量茎突长度≥ 2.5 cm；③扁桃体区触痛或能摸到茎突尖；④扁桃体窝周围用 1% 利多卡因封闭，能暂时消除或减轻症状。符合其中 3 条则诊断为茎突综合征。

5. 鉴别诊断

许多疾病都有咽部异物感等症状，所以不能轻易诊断为茎突综合征，即便在扁桃体区触摸到硬性隆起，也要做一些相应检查来排除其他疾病。应排除：①肿瘤类病变，如舌根肿瘤、声门上喉癌、喉咽癌、食管癌等；②咽部异感症、舌咽神经痛、咽部感染、癔病性或咽部神经症、缺铁性吞咽困难等；③激光、微波等物理治疗不当引发的咽部瘢痕或异物感等；④环境变化对咽部黏膜的刺激、全身疾病在咽部黏膜的改变、过敏性疾病所引发的过敏性咽喉炎等。不能因为有了茎突过长而忽视其他疾病的诊断，应该认真分析，仔细检查，避免漏诊、误诊和误治，这在临床上有严重教训。

（三）茎突综合征的治疗

1. 保守治疗

有症状的患者，可以采用治疗骨质增生或缓解症状的药物，如颈痛灵、骨刺丸、新癀片、吲哚美辛等，服药后症状缓解可以保守治疗。针对颈部局部的超短波、红外线、磁疗设备等理疗均可以使用，可以减轻患者的疼痛等症状。

2. 手术治疗

此病应以手术治疗为主，但是要掌握一个原则：尽管患者的茎突长度、方位、形态都存在异常，如果患者没有症状，绝对不做手术；即使患者有症状，但患者没有要求手术，也不必手术治疗，可以采用保守治疗；如果患者极为痛苦，迫切要求手术，可以进行茎突截短手术。

（1）经口途径切断茎突术：经口途径切断茎突，适合在咽部触摸到硬性隆起者。有两种手术选择，一为切除扁桃体后，及时分离切断部分茎突；二是如果在前、后弓处触摸到硬性隆起，则可以直接在隆起处分离切断茎突。

（2）经颈部途径切断茎突术：适合于①在咽部不能触摸到硬性隆起者；②虽然能够触摸到，但是位置较高，经口手术困难者；③茎突体积小，是易摆动的骨不连的茎突，也可以由此途径进行手术。也有两种手术方法，一种是经下颌角后方切口进行手术，这样手术可以由茎突根部切断茎突，但是容易损伤面神经和腮腺；另一种切口是以下颌角为切口上缘，在胸锁乳突肌前缘做弧形向前的切口，此方法在二腹肌外侧向上进入咽旁间隙，触摸到茎突尖端，然后循尖端向上分离茎突，至不能分离时切断茎突。对于茎突舌骨韧带骨化的患者，可以由此径路进行手术。

3. 手术效果及手术并发症

经口径路手术者，并发症可能有咽旁间隙的感染、出血，颈部的气肿；也可以出现手术侧的软腭麻痹，但是多为暂时性麻痹。经颈部径路手术者并发症有面神经麻痹，特别是面神经下颌支的麻痹，腮腺漏，咽旁间隙的局部感染、出血及颈部的血气肿等。

患者症状消失的时间不尽一致，一般咽痛、异物感消失较快，而头痛、耳痛、耳鸣、头晕消失有时较慢，可达到 1 ～ 6 个月。手术效果不满意者可能为：①切除茎突长度不够；②瘢痕在残余茎突和神经之间起到连接作用；③诊断不正确；④患者除了茎突过长外，主要还有内分泌紊乱和自主神经功能紊乱的症状，应该综合治疗。

（作者：张庆泉，迟作强。发表于《中华耳鼻咽喉头颈外科杂志》2009 年第 3 期继续教育栏目）

45. 外科治疗茎突异常的疗效分析

茎突综合征是因为茎突过长、方位异常、形态异常所引起的一系列咽部异物感、咽疼、反射性耳疼、反射性头疼、反射性颈疼等症状的总称。但不是所有的过长、方位异常、形态异常的茎突都能引起咽部的异常感觉，相当一部分的茎突过长、方位异常、形态异常者没有任何感觉。我们通过对 104 例茎突患者手术前、后临床观察和随访资料的研究，分析影响外科治疗效果的原因。

1. 资料与方法

（1）一般资料：我们收集了青岛大学医学院附属烟台毓璜顶医院 1998 年 2 月—2005 年 8 月住院手术的 104 例诊断为茎突综合征患者的临床资料，其中男性 23 例，女性 81 例，女性患者占 77.9%；年龄 22 ～ 79 岁，中位数 43 岁，其中 21 ～ 30 岁的 4 例，31 ～ 40 岁的 36 例，41 ～ 50 岁的 39 例，51 ～ 60 岁的 11 例，61 ～ 70 岁的 8 例，71 岁以上的 6 例。以 31 ～ 50 岁的患者为最多。病史最长的 12 年，最短的 42 天。

（2）就诊症状：104 例患者就诊的症状有咽部异物感的 85 例次（异物感位置固定的 41 例，异物感位置不固定的 44 例）；咽部疼痛的 23 例次；反射性耳疼、反射性头疼和反射性颈疼的 12 例次；舌咽神经疼 5 例次；舌疼 3 例次；头晕 2 例次。62 例患者有不同程度的失眠等神经症样综合征，其中 38 例只有单纯失眠（每晚睡眠时间在 4 ～ 5 小时），18 例失眠伴有头昏，6 例头昏、耳鸣、全身不适、烦躁等。有 12 例患者是扁桃体切除后发生咽部异常感觉。

（3）检查所见：所有患者均可见到咽部有不同程度的黏膜充血，但是不能解释所出现的症状，扁桃体 Ⅰ 度 74 例，Ⅱ 度 30 例，无炎症表现。49 例咽部触诊可以触及硬性隆起，其中在扁桃体位置触到硬性隆起的 31 例，在舌弓处触到硬性隆起的 11 例，在咽弓处触到硬性隆起的 2 例；在扁桃体下极至舌根处触及条索状隆起的 5 例。下颌角处触疼 13 例。

（4）影像学改变：104 例患者均经过 X 线的正、侧位片来确定茎突的长度、方位和形态。104 例患者的茎突长度均超过 2.5 cm，最长达到 5.6 cm。方位异常的 62 例（其中偏内超过 40° 的 33 例，偏内超过 60° 的 10 例，偏内超过 80° 的 6 例，小于 20° 的 8 例，偏前超过 40° 的 5 例）；形态异常的 13 例（其中茎突骨不连的 8 例，茎突舌骨韧带骨化的 5 例）。

（5）诊断标准：按照咽科学茎突异常的诊断标准，20 岁以上的成人有单侧的咽部异常感觉，或先有单侧后有双侧的咽部异常感觉，扁桃体窝内或周围触及硬性隆起，X 线片显示茎突的长度＞2.5 cm，方位、形态异常，就可以诊断为茎突综合征。

（6）治疗：根据咽科学的手术治疗要求，我们制订了手术适应证：患者的症状明显在茎突异常一侧的，施行茎突截短手术；患者的咽部症状位置不固定，茎突明显异常，患者强烈要求手术的，讲明手术效果后施行茎突截短手术。根据以上适应证，对 104 例患者进行了手术治疗。49 例能够从咽部触到硬性隆起的患者，其中 47 例从口内进行了茎突截短手术，2 例茎突舌骨韧带骨化的患者从颈外径路进行截短手术。其余 55 例均从颈外径路进行茎突截短手术。合并舌咽神经痛的 5 例患者，有 3 例同时进行了舌咽神经末梢支切断，1 例未找到舌咽神经末梢支，1 例未行舌咽神经末梢支切断手术。

（7）疗效评价：根据患者的主观感觉评价疗效。痊愈：患者诉手术后症状完全消失为痊愈；好转：手术后咽部或其他症状消失，虽然仍有时发作，但程度已明显减轻，或手术后 2 个症状全部减轻或一个主要症状消失；无效：手术后症状无变化或好转不明显。

2. 结果

104 例患者经手术治疗后 74 例（71.2%）患者症状消失，13 例（12.5%）患者症状减轻，17 例（16.3%）患者无效，有效率为 83.7%（87/104）。

咽部有异物感的 85 例中，手术后有 57 例症状消失（67.1%），11 例症状减轻（12.9%），17 例无效（20.0%）。无效患者中 40 ～ 50 岁的患者占 70.6%（12/17）；女性患者占 94.1%（16/17）。其中咽部异物感部位不固定并伴有失眠、头昏等较重的神经症样综合征者 10 例，伴失眠、头昏、耳鸣、全身乏力、有时烦躁等症状者 6 例，1 例咽异物感固定者，手术后尽管症状减轻，但是仍时而加重，追问病史伴有反流性食管炎。无效的 17 例中有 4 例术后症状消失，但是术后 3 个月以内症状又重新出现，可见局部发生瘢痕挛缩，经过局部泼尼松龙封闭术后症状减轻。咽部有疼痛感的 23 例患者，21 例症状消失（91.3%），2 例症状减轻（8.7%）。以上引起咽部异物感和咽痛两种感觉的 15 例患者中有 11 例（73.3%）患者的症状消失，2 例（13.3%）患者的症状减轻，2 例（13.3%）无效，总有效率为 86.7%。反射性耳疼、反射性头疼和反射性颈疼的 12 例患者症状均消失。舌疼的 3 例患者症状消失。头晕的 2 例患者，1 例症状消失，1 例头晕患者手术后无好转，最后经神经内科确诊为椎基底动脉供血不足。合并舌咽神经疼的 5 例患者有 3 例行舌咽神经末梢支切断者治愈，未行舌咽神经末梢支切断的 1 例在半年内有效，7 个月时疼痛复发，1 年后行乙状窦后径路舌咽神经切断手术治愈；1 例 1 年后疼痛复发，但程度大大减轻，目前一直服药治疗。对于影像学显示茎突形态异常的 13 例患者，茎突舌骨韧带骨化的 5 例症状消失，而茎突骨不连的 8 例中 6 例症状消失，2 例无效，且均为角度在 30° 以内的病例。

手术并发症：57 例从颈外径路进行手术，其中 1 例患者钳夹止血时误钳面神经，造成面神经麻痹，经过 4 个月保守治疗痊愈；1 例发生手术时出血，一般止血不成功而行颈外动脉结扎手术。从口内径路手术的 47 例患者，1 例患者手术后 5 小时发生创面出血，重新行创面缝扎止血；1 例患者因为误听到茎突截短未取出，医师又未将截短茎突给患者看，所以患者在 1 年多的时间内仍然感觉症状同前，一直到应用 CT 检查发现茎突仅剩下 1 cm 左右，症状才逐渐消失。

3. 讨论

（1）茎突异常的诊断标准：咽部周围的刺激性病变可以引起咽部的异常感觉，茎突的长度、方位、形态异常是咽部异常感觉的病因。咽科学的诊断标准是：20 岁以上的成人有单侧的咽部异常感觉，或先有单侧后有双侧的咽部异常感觉，扁桃体窝内或周围触及硬性隆起，X 线片显示茎突的长度、方位、形态异常，就可以诊断为茎突综合征。根据我们的观察，实际上大多数的茎突异常并不引起咽部的异常感觉，特别是茎突长度的异常引起的咽部异常感觉很少，但是茎突的方位异常的确可以引起咽部的异常感觉，特别是茎突向内、向前方向的方位异常，只要超过 40°，所有的患者都可以有咽部异常感觉，而超过 60° 以上的咽部异常感觉就更明显，此时咽部触诊几乎 100% 都可以触及硬性隆起，少数不能触及硬性隆起者局部触痛也非常明显。有时也可以因为扁桃体太大，局部瘢痕太厚，或茎突骨不连，造成触诊不清。而茎突偏向其他方位的则极少有咽部异常感觉，可以先出现其他症状，如头疼、舌咽神经疼等。所以在临床上发现有茎突长度异常的患者，一定仔细地分析原因，从异物感是否固定在同一部位，空咽和进食时的异物感差别，患者是否有神经衰弱的症状，患者的性别、年龄，还有没有其他可以引起咽部异常感觉的病症来综合分析，不能一发现茎突长度超长就认为咽部异常感觉就是茎突异常引起的。应该详细地询问病史，主要询问有无消化道疾病的病史，特别是反流性食管炎、胃溃疡等疾病，40 ～ 50 岁患者有无失眠、头昏、耳鸣、烦躁、多疑等更年期综合征或神经症样综合征的改变，有无恐癌症等心因性疾病；应详细检查，除外鼻窦炎，鼻、咽、喉的肿瘤等疾病；应通过影像资料分析茎突异常是否与咽部的异常感觉有关。X 线检查是很重要而又简单的辅助诊断工具。在临床上，凡是怀疑本病的均应拍摄茎突的 X 线片，一般拍正侧位片，并且可以从 X 线片上测量茎突的长度，观察茎突的角度，必要时行断层扫描，或 CT 检查，或三维重建。一般在 X 线片上，以茎乳孔至茎突尖端的长度作为茎突的长度。从茎乳孔向下做一条与颅底的平面的垂直线，测量茎突与此垂直线的偏斜度。有人认为茎突与此垂直线偏内偏前各成 30°，超过 40° 或小于 20° 可以认为是方位异常，但是，这只是一个参考，因为茎突引起咽部异常感觉是一个复杂的问题，应该结合临床考虑。

（2）茎突异常手术适应证的掌握：经过这 104 例患者的手术治疗前后随访观察来看，咽部异物感的 85 例患者，只有 57 例患者症状消失，可见咽部异常感觉并不是一个单纯的病因所引起，患者的自主神经类型及患者的精神状态也起到了举足轻重的作用。不少学者强调自主神经功能障碍在本病发病过程中的作用。Hilger 认为，由于精神紧张等因素影响自主神经中枢视丘下部，可以造成自主神经功能失调，即交感神经异常兴奋，使末梢血管痉挛，血液中水分渗出，血管周围溢血造成咽喉部水肿，而出现咽部异常感觉。还有学者认为，由于神经肌肉的作用，咽喉、食管肌肉发生痉挛，以及通过垂体－肾上腺皮质系的继发变化亦为产生本症的因素。茎突异常引起的咽部异物感可能就是通过这一反射通道进行的，再加上其他因素，如手术后的瘢痕等，促使症状迁延不愈。所以对茎突异常的手术适应证应该严格掌握，如果仅在 X 线片上发现茎突的异常，患者无自觉症状，绝不做手术。即使患者有自觉症状，但患者无特殊治疗要求，也不必手术。凡是有明显的咽部异常感觉的及患者迫切要求手术治疗的，可以行茎突截短手术。但是一定向患者交代清楚，手术后的局部瘢痕也可能引起咽部异常感觉，本组患者术后有 4 例症状复发可能是局部瘢痕引起不适。对于考虑手术效果可能不佳的患者应先使用吲哚美辛类药物治疗，如果治疗有效，可以持续药物治疗。

（3）手术径路的选择与手术并发症：目前，茎突截短手术有 2 个途径进行。一是经口咽的茎突截短手术，操作方法有两种：如果在扁桃体窝内可以触及硬性隆起，应该切除扁桃体后再查找茎突予以截短；如果在前弓或后弓处触及硬性隆起，则不必切除扁桃体，可以直接由隆起处切开黏膜，暴露茎突予以截短。如果合并舌咽神经痛者，切除扁桃体及茎突后，在咽弓外下方暴露舌咽神经末梢支，切除一小段，可以获得良效。对扁桃体窝内不能触及硬性隆起的患者，熟练的耳鼻咽喉科医师也可以在切除扁桃体以后由此截短茎突。对扁桃体窝内确实触诊不清，茎突虽长但较细，或易摆动的茎突，或茎突舌骨韧带骨化者，这些情况从口内截短茎突困难或不能截短足够长的茎突（最少 1 cm 以上），可以采用颈外途径截短茎突，也有两种切口：一种是以下颌骨升支后缘为主的“L”形切口；一种是以下颌骨体下缘为主的倒“L”形切口。前者是在茎突的中上部暴露茎突，后者是在茎突的尖端暴露茎突，两者各有利弊。至于手术的并发症，据文献报道有局部出血、感染、颈部气肿、暂时性软腭麻痹等。我们经口径路的患者有 1 例手术后 5 小时发生出血（1/47），局部缝扎后血止。从颈外径路的 57 例中有 1 例发生出血，因位置较深局部止血不成功而行颈外动脉结扎手术（1/57）。1 例行“L”形切口手术，在止血中误钳面神经，造成面神经麻痹，经过 4 个月保守治疗才恢复。所以应该强调尽量从口内行茎突截短手术，如果实在要从颈外途径进行，也要采用以下颌骨体下缘为主的倒“L”形切口，由尖端暴露茎突行截短手术。此切口要做在下颌骨下缘下 2 cm 以下，以避免损伤面神经下颌缘支。手术径路应视不同病例的具体情况慎重抉择。

（4）茎突形态改变的手术问题：我们遇到两种情况，一种形态改变是茎突骨不连接，另一种是茎突舌骨韧带骨化的形态异常。后者引起咽部异常感觉是确定的，但是茎突骨不连接是否引起咽部异常感觉尚有争论。本组 8 例中 6 例茎突骨不连接的尖端靠近咽部，患者手术后症状均消失。这 6 例患者的症状相对较轻，可能是茎突骨不连接的远端可以部分的活动而刺激咽部较轻的缘故；触诊的特点是可以触及隆起，但是，稍微用力硬性隆起的触感就不明显，可能与骨不连接有关。因为此类病例太少，不能充分说明问题，特别是茎突骨不连接的诊断和治疗问题，有待在今后的临床工作中注意观察研究。

总之，茎突异常是否引起咽部异常感觉是一个复杂的问题，许多的因素都可以引起咽部异常感觉，遇到此类患者，要仔细地检查和分析。我们认为，引起咽部异常感觉的茎突异常患者，主要与茎突的方位异常有关。对于茎突异常的患者，也不能一概而论地认为所有症状都是茎突异常所引起。应该严格掌握手术适应证，如果确需手术治疗，应以口内径路为主，防止发生并发症。

（作者：张庆泉，宋西成，王强，等。发表于《中华耳鼻咽喉头颈外科杂志》2006 年第 6 期）

46. 口内径路保留扁桃体的茎突截短术

茎突综合征是因茎突形态长度和方位的变异，茎突舌骨韧带骨化或茎突周围炎症等原因刺激周围的神经、血管或其他组织而导致以咽部疼痛及异物不适感为主要表现的临床综合征，常规治疗茎突综合征是用口内径路切除扁桃体后行茎突截短术。2001 年 10 月至 2003 年 12 月我们分别对 10 例、16 例茎突综合征患者实施了口内径路保留扁桃体的茎突截短术，手术操作方便，患者损伤少、反应轻、康复快。

1. 资料与方法

（1）临床资料：在 10 例患者中男性 4 例，女性 6 例，43 ～ 61 岁，平均 52 岁，咽部疼痛不适 8 例，咽部有异物不适感 4 例，2 例既有咽部疼痛又有异物不适感，病史 0.5 ～ 2.0 年。查体见 8 例双侧扁桃体均Ⅰ度，1 例扁桃体Ⅱ度大，1 例扁桃体萎缩变小，咽部触诊时，均于咽部舌腭弓前方或近扁桃体上极处触及质硬条状物，5 例患者咽部触诊时诱发咽部剧烈疼痛，患者均摄茎突 X 线正侧位片，示茎突长度（测颅底茎乳孔至茎突尖端的长度）最短 3.5 cm，最长 5.5 cm，平均约 4.2 cm，茎突偏斜度（从茎乳孔向下做一条与颅底平面垂直线，测量茎突与此垂直线之间的偏斜度）内倾角度为 45° ～ 60° ，平均 52° ，前倾角度为 15° ～ 20° ，平均 17° 。

（2）方法：患者均用局麻，以咽部可触及质硬条状物处为中点，顺舌腭弓游离缘方向做一弧形切口长约 2.5 cm，下平舌体上缘，沿此切口钝性向外上分离舌腭肌、咽上缩肌及其后方的颊咽筋膜，暴露茎突尖端，并使其固定，用剥离器钝性分离茎突周围附着的肌肉及茎突骨膜，使茎突尖端游离，持针器钳夹暴露的茎突夹断，剪断与茎突相连的筋膜组织，取出茎突后妥善止血，间断缝合切口。术中截短茎突后一定要夹牢茎突，以防茎突松脱后被其远段的茎突舌骨韧带拉向深处，不易取出。

2. 结果

10 例患者术中截除茎突最短 1.5 cm，最长 3.5 cm，平均约 2.5 cm，出血 10 ～ 15 mL，术后无 1 例发生咽部出血、咽旁隙感染、面瘫等并发症，咽痛及咽部异物不适感均消失，均痊愈出院，随访半年无 1 例复发。

3. 讨论

（1）茎突：是颞骨下茎乳孔前内方一向前内突入颈部的刺状或角状骨性突，来自胚胎第二鳃弓的舌骨弓软骨，此软骨前下基部发育成舌骨，其基部端各有一条软骨链与每侧颞骨相连，每条软骨链可分 4 段，即鼓舌段、茎舌段、角舌段和下舌段，其中鼓舌段形成茎突根部，茎舌段形成茎突体部，角舌段及下舌段形成茎突舌骨韧带，后者可骨化形成过长茎突，刺激周围神经（舌咽、迷走、副、舌下神经及三叉神经和颈交感干等）、血管或其他组织而引起咽部疼痛或异物不适感，临床称之为茎突综合征或茎突过长症、茎突神经病、茎突痛及 Eagle 综合征等。国人正常茎突长度，男性左侧为（1.65 ± 0.01）cm，右侧为（1.59 ± 0.11）cm；女性左侧为（1.57 ± 0.19）cm，右侧为（1.50 ± 0.15）cm，均在

2.00 cm 以内。多数学者认为，茎突长度＞ 2.50 cm 即可能出现症状。

（2）茎突综合征的表现：多为咽痛及咽部异物不适感，吞咽时加重，有时可有头痛、耳痛等不适，临床诊断除具备上述表现外，查体咽部触诊或双合诊舌腭弓处可触及质硬条索状物，有时此处触诊可激发咽部疼痛，茎突正侧位摄片可见茎突长度超过 2.5 cm，两侧茎突长度差男＞ 8.0 mm，女＞ 5.0 mm，茎突内倾角大于 40° 或前倾角小于 20° ，均可视为茎突方位异常，可考虑诊断为茎突综合征。正常的咽部触诊方法是由扁桃体下极沿扁桃体前缘向上滑动，直至扁桃体窝上极。如未能触及茎突尖端，再沿扁桃体后缘自下而上滑动，最后再沿扁桃体表面滑动，可触及过长茎突。本组 10 例患者沿此方法均触及到了茎突。

（3）茎突综合征的手术方法：可用颈外径路和口内径路两种术式，我们认为，茎突过长，过分向前内倾斜，并且咽部触诊可触及舌腭弓附近质硬条索状物，即可行口内径路保留扁桃体的茎突截短术。手术时以舌腭弓触诊最明显处为中点做一弧形切口，钝性向外上分离舌腭肌、咽上缩肌及其后方的颊咽筋膜，剥离茎突周围附着的肌肉及茎突骨膜，充分暴露茎突尖端，然后根据需要切除部分茎突，妥善止血，间断缝合口内切口。

（4）口内径路保留扁桃体的茎突截短术的优点：①患者手

术创伤小，手术只在舌腭弓附近做小切口，术后患者反应轻，康复快；②术中保留了扁桃体，进而保留了患者的免疫防御功能；③若切除扁桃体，咽部的炎症可经分散的咽缩肌侵入咽旁隙，引起咽旁隙感染，保留扁桃体发生咽旁隙感染的概率明显降低；④采用舌腭弓途径，缩短了手术径路，手术出血少，平均 10 ～ 15 mL；⑤避免了切除扁桃体后由于咽部瘢痕挛缩而引起咽部的不适。对口内触诊未触及条索状物者，若茎突摄片示茎突向内偏斜，可考虑切除扁桃体后行茎突截短术，若摄片茎突呈分节状或茎突向外偏斜，则考虑行颈外径路茎突截短术。

（作者：姜绍红，张庆泉，宋西成。发表于《山东大学基础医学院学报》2005 年第 2 期）

47. 颈外径路与口内径路治疗茎突综合征的对比分析

临床上对茎突综合征采用不同的手术方法，包括口内径路（保留扁桃体和切除扁桃体的茎突截短术）和颈外径路茎突截短术，对于口内可触及茎突尖端的采取口内径路保留扁桃体的茎突截短术，对于口内未触及茎突的采用口内径路切除扁桃体后茎突截短术和颈外径路茎突截短术，我们通过对 140 例茎突综合征患者进行手术前、后临床观察和随访资料，分析口内径路和颈外径路手术治疗茎突综合征的疗效。

1. 资料与方法

（1）一般资料：我们收集烟台毓璜顶医院 2002 年 1 月至 2008 年 12 月住院手术治疗的 140 例茎突综合征的患者，所有患者符合咽科学的茎突综合征的诊断标准，查体口内未触及过长的茎突，影像学检查显示茎突的平均长度为 4.2 cm，最长达 7.6 cm，年龄 22 ～ 71 岁，平均 46.5 岁，病史最长的 12 年，最短的 42 天，平均 2.1 年。

（2）手术方法：患者均采用局部浸润麻醉。颈外径路手术方法：以下颌骨体下缘为主的倒“L”形切口，即以下颌角为上端切口，在胸锁乳突肌前缘做弧形向前的切口，经下颌角后方切口进行手术，于腮腺被膜的深面向上分离，钝性分离颈深筋膜，在二腹肌外侧向上进入咽旁间隙，触摸到茎突尖端，然后循尖端向上分离茎突，至不能分离时切断茎突。104 例患者采用该术式。

口内径路切除扁桃体的茎突截短术：先行常规的扁桃体切除术，术后妥善止血，用手指触摸扁桃体窝，确定茎突末端的位置，于该处纵形切开咽上缩肌，分开所附筋膜和肌肉等软组织，直达茎突末端，用筛窦刮匙自茎突末端套入，尽可能多地暴露茎突，后用血管钳夹住茎突末端，将其折断取出。36 例患者采用该术式。

（3）观察指标：观察两种术式的手术时间、手术出血量、术后疼痛、住院时间、术后并发症及术后疗效评价的情况。手术时间、手术出血量及住院时间均以均数 ± 标准差表示。术后疗效评价：对术后患者进行 3 ～ 6 个月的随访，根据患者的主观感觉评价疗效。痊愈：患者手术后症状完全消失为痊愈；好转：手术后咽部或其他症状消失，虽然仍有时发作，但程度已明显减轻，或手术后 2 个症状全部减轻或一个主要症状消失；无效：手术后症状无变化或好转不明显。

（4）统计学处理：使用 SPSS11. 0 统计软件，计量数据以均数 ± 标准差表示。手术时间、出血量及住院时间采用 t 检验，术式的疗效评价采用卡方检验。

2. 结果

在 140 例患者中，行颈外径路茎突截短术 104 例，截除茎突平均长度 2.0 cm；口内径路切除扁桃体后行茎突截短术 36 例，截除茎突平均长度为 1.0 cm。

（1）两种术式的临床指标比较：经过比较（甲组为颈外径路组，乙组为口内径路切除扁桃体组，以下类同），如表 1 所示，在手术时间方面及术中出血量方面，两组差异具有统计学意义，其中颈外径路组手术时间短于切除扁桃体组；术中出血量方面，颈外径路组少于切除扁桃体组。在住院时间方面，两组差异无统计学意义。

表 1　两种术式的各临床指标的比较（$\bar{x} \pm s$）

组别	手术时间（min）	术中出血量（mL）	住院时间（d）
甲组	25.12 ± 5.21	20.32 ± 4.35	9.7 ± 2.2
乙组	30.12 ± 4.57	25.54 ± 5.32	10.1 ± 2.5
t 值	2.651	2.415	0.896
P 值	＜ 0.05	＜ 0.05	＞ 0.05

（2）术后疗效评价：经手术治疗后 72.86% 的患者症状消失；8.57% 的患者症状减轻；无效的患者 18.57%；有效率为 81.43%。各术式的术后疗效如表 2 所示。

表 2　两种术式的术后疗效对比

分组	例数	痊愈	好转	无效
甲组	104	82（78.85%）	9（8.65%）	13（12.50%）
乙组	36	20（55.56%）	3（8.33%）	13（36.11%）
总计	140	102（72.86%）	12（8.57%）	26（18.57%）

两组手术方式的治愈率均行 χ^2 检验，χ^2 值 15.99，$P < 0.05$，认为两种术式的治疗效果差异有统计学意义。从表 2 可以看出，甲组的治愈率优于乙组。

（3）手术并发症：行颈外径路茎突截短术 104 例，其中 1 例因术中钳夹出血点时误夹面神经，术后出现面神经不全麻痹，经过 4 个月保守治疗均痊愈；1 例手术时出血，一般止血不成功而行颈外动脉结扎手术；口内径路切除扁桃体后行茎突截短术 36 例，2 例患者术后 5 小时发生创面出血，重新行创面缝扎止血。经比较两组术式并发症的发生情况差异无统计学意义。

3. 讨论

茎突位于颞骨岩部的底面和乳突部相连处，即起源于茎乳孔的前内方。茎突上除有茎突舌肌、茎突舌骨肌和茎突咽肌起始外，其末端尚有茎突下颌韧带和茎突舌骨韧带起始。茎突尖端前为扁桃体窝，茎突与寰椎横突之间有舌咽神经、迷走神经、副神经和舌下神经通过，茎突周围的这些解剖结构正是茎突过长、角度异常及茎突舌骨韧带骨化引起临床症状的解剖学基础。

茎突综合征（styloid process syndrome）是因茎突过长或其方位、形态异常刺激邻近血管神经而引起的咽部异物感、咽痛或放射性耳痛、头颈部痛等症状的总称。但不是所有的过长、方位异常、形态异常的茎突都引起咽部的异常感觉，相当一部分的茎突过长、方位异常、形态异常者都没有任何感觉。人群中存在茎突过长者约占 4%，而引起临床症状的仅占这部分人的 4.0% ～ 10.3%。我们认为，在所有诱发茎突综合征的原因中，茎突过长是最主要的因素。因为过长的茎突势必更易激惹这些邻近肌肉、韧带、神经等结构，尤其是使邻近的颈动脉受压或牵拉，而颈动脉窦即有迷走神经及舌咽神经的分布。截短茎突后即可消除这种刺激，故茎突截短术治疗茎突综合征的疗效是确切的。

对于茎突综合征的传统手术方式是口内径路切除扁桃体后行茎突截短术，国内王元生等提出经颈外颌下径路治疗茎突综合征在直视下进行更简便省时，可避开血管神经区，从而避免因暴露和牵拉引起的并发症，且较经口径路能更彻底切除茎突。也有作者提出经颈径路缺点之一是不能双侧同时行截短术。国内姜绍红、张庆泉等提出口内径路保留扁桃体的茎突截短术，采用舌腭弓途径，缩短了手术径路，手术创伤小、出血少，反应轻，康复快。国内张小燕等提出口内和颈外联合径路截短茎突，主要适用于经口径路术中暴露不清或经口径路茎突截短术后症状无缓解，而采用颈外径路截短茎突术后效果显著的患者。

我们经过对前两种手术方法的对比发现颈外径路的优点是：①视野相对开阔、清晰，可充分暴露茎突及其周围结构，特别是与茎突关系甚为密切的颈外动脉及分成上颌动脉和颞浅动脉的分叉部，寻找茎突准确，不易损伤周围组织；②可切除足够长的茎突，减少症状复发；③出血少，止血方便；④消毒彻底，可避免经口手术所致细菌感染，并且不会影响吞咽、进食及发声。缺点是：①颈部出现瘢痕影响美观；②颈外路径容易造成起自于颈外动脉后壁的枕动脉及起自于颈外动脉起始部内侧壁的咽升动脉的损伤；③术中因暴露的需要而牵拉腮腺、颈部神经、动静脉可能造成这些组织结构的损伤，出现出血、腮腺瘘和面瘫等并发症。

常规的口内径路切除扁桃体后截短茎突，术后患者咽部的扁桃体窝周围为瘢痕组织，并且茎突的断端距离咽部黏膜较近，易引起患者的咽部异物不适感。传统术式不管有无扁桃体适应证，一律先行摘除，显然不适宜。扁桃体切除可发生出血等并发症，严重者甚至危及生命，并且可引起颈深部感染。我们术后行咽部黏膜切口及咽缩肌的缝合，减少了咽部的致病菌进入颈深部感染的机会，术野小，不能充分暴露茎突及其周围结构。优点是：①颈部无瘢痕，不影响美容；②手术操作直接、方便，损伤小；③术中不损伤腮腺及颌下腺，不易损伤面神经。

茎突截短术应尽量截短茎突，使茎突的断端距咽部黏膜的距离应为 1.0 ～ 1.5 cm，这样茎突的断端对咽部黏膜的刺激轻微，保留扁桃体的茎突截短术，增加了茎突的断端与咽部黏膜的距离，术后患者咽部异物感就会消失。另外切除扁桃体后行茎突截短术，术后扁桃体窝为瘢痕组织，且术后茎突的断端距离咽部黏膜近，术后异物感不易消退，而保留扁桃体的茎突手术切口仅位于扁桃体的前后弓，术后的瘢痕较前者明显减少，故对于口内可触及茎突尖端的患者采取口内径路保留扁桃体的茎突截短术，对于口内未触及茎突的患者提倡颈外径路茎突截短术。

（作者：姜绍红，张庆泉，王强，等。发表于《临床医学工程》2011年第2期）

48. 茎突舌骨韧带骨化 1 例

1. 临床资料

患者，男性，48 岁，因头晕伴左颈部及肩部疼痛、麻木不适 6 年，加重 2 个月于 2009 年 5 月 20 日入院治疗。6 年前患者无明显原因出现间歇性头晕伴左颈部及肩部疼痛、麻木不适，曾就诊于多家医院，行颈椎 CT、颅脑 CT 等检查，诊断为左侧耳后韧带钙化，行物理疗法，患者头晕及左颈部和肩部疼痛无缓解。近 2 个月来患者前述症状明显加重，被迫左侧头低位，且影响生活，来我院就诊。门诊行茎突 CT 检查后以“茎突综合征（左）”收入院。查体：头被迫向左前方倾斜，双侧扁桃体均 I 度大，左侧扁桃体窝可触及质硬条索状物，触之患者即出现左颈肩痛及头晕。茎突 CT 示双侧茎突增长，左侧为著，长约 7.6 cm，茎突明显增粗，局部结节样膨隆，左侧茎突走行与颈动脉鞘邻近，下至舌骨上方水平，位于左梨状窝上方。入院诊断：茎突综合征（左）。入院后完善检查，于 2009 年 5 月 22 日全麻下行颈外径路做侧茎突截短术，术中自左侧下颌角下方 1 cm 处至舌骨平面左弧形切口长约 8 cm，自颌下腺的深面二腹肌的外侧向深面钝性分离扪及茎突，刮除茎突表面骨膜及附着的韧带，见茎突粗大，深达舌骨大角，充分暴露茎突，舌骨剪剪断，取出茎突约 4.7 cm。术后给予抗感染治疗。病理报告为茎突成熟骨组织。术后患者头晕及左侧颈肩痛消失，于2009年5月30日出院。出院后随访1年，患者前述症状未见复发。

2. 讨论

茎突发生于人类胚胎第二鳃弓的舌骨弓软骨，这一软骨的前下基部则发展成舌骨。此基部的两端，各有一条软骨链与每侧颞骨相连，每一条软骨链有4段，即骨舌段（茎突根部）、茎舌段（茎突体部）、角舌段（茎突舌骨韧带）和下舌段（舌骨小角），借纤维组织相连接，这些连接可以骨化形成骨性融合，融合处出现膨大，称为茎突舌骨韧带骨化。本病例的茎突重建CT图像清晰可见3处骨性隆起，显示茎突4段融合后形成的超长茎突。

茎突上除有茎突舌肌、茎突舌骨肌和茎突咽肌起始外，其末端尚有茎突下颌韧带和茎突舌骨韧带起始。茎突、茎突舌骨韧带、舌骨小角和舌骨体共同组成茎突舌骨链。茎突尖端前为扁桃体窝，若茎突舌骨链骨化或茎突过长，可在扁桃体窝周围触及骨性突起，茎突与寰椎横突之间有舌咽神经、迷走神经、副神经和舌下神经通过。茎突周围的这些解剖结构正是茎突过长、角度异常和茎突舌骨韧带骨化引起临床症状的解剖学基础。茎突过长是导致茎突综合征的一个重要因素，茎突方位异常可以压迫颈内动脉、颈外动脉、舌咽神经等组织，另外血管神经的畸形、异位靠近茎突会引发症状。我们认为，在所有诱发茎突综合征的原因中，茎突过长是最主要的因素。截短茎突后即可消除这种刺激，故茎突截短术治疗茎突综合征的疗效是确切的。本病例茎突舌骨韧带骨化导致茎突过长，茎突尖端与舌骨大角相贴，且茎突纵轴与颈动脉鞘相邻，过长的茎突能够刺激迷走神经、副神经和舌下神经等，导致患者出现反复头晕及左侧颈部和肩部疼痛、麻木不适，手术切除茎突长达 4.7 cm，术后可消除这些刺激，患者临床症状消失。

（作者：姜绍红，张庆泉，孙岩，等。发表于《中国耳鼻咽喉头颈外科》2011 年第 1 期）

49. 茎突舌骨韧带骨化的临床诊治

茎突综合征是一种因为茎突的长度、形态、方位的异常及茎突舌骨韧带骨化等原因引起的以咽部疼痛和不明原因的咽部异物感为主要临床症状的疾病。茎突舌骨韧带骨化在临床上较为少见，我科收治 192 例茎突综合征患者，分析其中 9 例 10 侧茎突舌骨韧带骨化患者的临床特点及治疗方法，现报告如下。

1. 资料与方法

（1）临床资料：1998 年 2 月至 2013 年 2 月我科共收治 9 例 10 侧茎突舌骨韧带骨化患者，其中男性 4 例、女性 5 例，45 ～ 65 岁，平均 55 岁，病程 2 个月～ 6 年。有间歇性头晕 4 例，颈部活动受限 8 例，咽部疼痛 6 例，咽部异物不适感

4 例，反射性头痛及反射性颈痛 3 例。

（2）查体及影像学检查：6 例于扁桃体窝周围可触及质硬条索状物，患者即出现明显的头痛、头晕症状，3 例未触及。

9 例均行茎突 CT 扫描并行三维重建，茎突长度 5.0 ～ 7.6 cm，茎突形态呈竹节状 3 例，9 例均为茎突舌骨韧带骨化，骨化韧带下端与舌骨小角呈骨性愈合，其中假关节形成 4 例。

（3）手术方式：9 例均行颈外径路茎突截短术，采用以下颌骨骨体下缘为主的倒“L”形切口，钝性分离颈深筋膜，于二腹肌外侧向上进入咽旁间隙，向后牵拉颈动脉鞘，暴露茎突尖端及骨化的茎突舌骨韧带，将骨化的茎突舌骨韧带自舌骨小角处截短，向后上方茎突的根部尽量分离，尽可能长地截短茎突，术中彻底止血后置皮下引流条，术后给予抗菌药物治疗，预防颈深部感染。

2. 结果

术中截除的茎突长度为 2.5 ～ 4.7 cm，9 例中 8 例临床症状消失，1 例症状较前明显减轻但未完全消失。随访 1 ～ 3 年，前述症状未见复发。

3. 讨论

茎突由发生于人类胚胎的第二鳃弓的 Reichert 软骨发育形成，这一软骨的前下基部则发展成舌骨。此基部的两端，各有一条软骨链与每侧颞骨相连，每一条软骨链有 4 段，即骨舌段（茎突根部）、茎舌段（茎突体部）、角舌段（茎突舌骨韧带）和下舌段（舌骨小角），这些节段借纤维组织相连接，这些连接可以骨化形成骨性融合，融合处出现膨大。若角舌段（茎突舌骨韧带）骨化，并部分与舌骨小角呈骨性愈合，骨化中心可形成假关节，则称为茎突舌骨韧带骨化。王季勋等根据茎突舌骨韧带骨化的形态将其分为4型：①连续型，韧带组织呈长条形骨化；②节段型，韧带组织骨化中断，呈结节状分布；③假关节型，骨化韧带与茎突或舌骨小角分别形成假关节；④混合型，在骨化阴影中有上述两种以上表现。本组患者中连续型2例，节段型3例，假关节型4例，未见混合型患者。

正常人茎突长度约为2.5 cm，起于颞骨下面茎乳孔的前方，呈细圆柱状，远端伸向前内下方，位于颈内动脉和颈外动脉之间，有时远端伸向下外靠近下颌骨的内侧，偶尔向后可达颈椎横突前方。茎突上除有茎突舌肌、茎突舌骨肌和茎突咽肌起始外，其末端尚有茎突下颌韧带和茎突舌骨韧带起始。茎突、茎突舌骨韧带、舌骨小角和舌骨体共同组成茎突舌骨链，茎突舌骨韧带骨化，茎突与舌骨小角呈假性关节，使茎突与舌骨固定于一体，势必影响头颈部的活动，导致患者出现转头受限、头晕、颈肩痛等症状，手术切除骨化的茎突舌骨韧带，并尽可能地切除茎突，减少茎突对周围神经的刺激，使临床症状消除或缓解。

茎突过长或茎突舌骨链可压迫舌咽神经、迷走神经、副神经和舌下神经，引起相应的症状。如过长的茎突伸向前、内下方，可达扁桃体窝周围及其附近，可刺激咽部黏膜出现咽部异物不适感，如压迫神经末梢，可出现咽部疼痛不适。茎突舌骨韧带骨化可刺激周围的组织和咽部黏膜引起咽部疼痛、咽部异物感等症状。

临床上怀疑茎突综合征的患者均应拍摄茎突的X线片或行茎突CT扫描及三维重建检查，了解茎突的长度、角度及形态。因CT的密度分辨率远大于X线平片检查，故CT对茎突舌骨韧带的部分或全部骨化及茎突舌骨韧带的钙化显示较佳。螺旋CT的冠状位扫描可显示茎突过长的长度和范围，而三维重建技术既能显示茎突本身，又能显示茎突舌骨韧带骨化，利用多平面旋转技术可清楚地观察到茎突过长的立体解剖及其邻近关系，因而有利于手术方案的制定和手术径路的选择。

对于茎突形态异常的茎突舌骨韧带骨化患者，因患者茎突过长，茎突舌骨韧带骨化，可导致茎突的长度及角度发生异常，可诱发茎突过长综合征。常规的口内径路茎突截短术不能充分暴露茎突及其骨化的韧带，或不能从口内截短足够长的茎突（最少1 cm），手术操作受影响，应考虑颈外径路茎突截短术。因茎突舌骨韧带骨化位于茎突尖端与舌骨之间，故手术应采用以下颌骨体下缘为主的倒“L”形切口，可以自茎突的尖端暴露茎突，注意此切口应在下颌骨下缘2 cm以下，避免损伤面神经的下颌缘支。

总之，茎突舌骨韧带骨化为临床少见类型，该类患者行茎突CT扫描及三维重建明确诊断后，应行颈外径路茎突截短术，手术效果确切，值得临床推广。

（作者：姜绍红，张庆泉，宋西成，等。发表于《山东大学耳鼻喉眼学报》2014年第6期）

50. 茎突异常与茎突综合征的关系

茎突异常即茎突的长度、方位、形态异常等，茎突异常刺激了邻近的黏膜、肌肉、血管、神经等引发咽部异物感、咽部疼痛、咽部刺痒、咳嗽、颈痛、头痛、头昏、耳鸣等系列症状，称为茎突综合征。近年来，国内外专家学者进行了解剖和临床的研究探讨，观察了茎突异常与周围结构之间的互相刺激和影响而引发的一系列临床症状，加深了对茎突综合征的认识，为临床诊断和原因探讨提供了解剖和临床的资料。

1. 茎突的解剖

（1）茎突及解剖分区茎突：位于咽旁间隙内，茎突及尖端连接的三条肌肉将咽旁间隙分为咽旁前间隙和咽旁后间隙，咽旁前间隙的内侧壁即扁桃体窝的外侧，呈狭窄的三角区域，其内有翼内肌、小量的小血管、淋巴结、脂肪、部分神经末梢、腮腺深叶等组织。咽旁后间隙较为宽大，上起自颅底，下达颌下腺上缘，内侧为咽侧壁，后方是椎前筋膜，其间有颈内动脉、颈外动脉及其分支舌动脉或面动脉的一小段、颈内静脉、迷走神经、副神经、舌咽神经、咽神经丛、交感神经丛、颈深上淋巴结、脂肪等。钱从光等的解剖数据显示所观察到的茎突均向前、向内侧倾斜，附着于茎突的三块肌肉分别是茎突舌骨肌、茎突舌肌、茎突咽肌。依据附着的位置不同分别是茎突舌骨肌附着点最高，依一细腱起自于茎突后面的中上段，茎突舌肌附着于茎突前面靠近尖端的部分，起点位置最低。茎突咽肌附着于茎突前内侧面的下段，与茎突舌肌的起点接近。茎突表面尚有两条韧带附着，分别是茎突舌骨韧带、茎突下颌韧带，茎突舌骨韧带起于茎突尖端，向下附着于舌骨小角的弹力纤维腱膜带。茎突下颌韧带也起于茎突尖端，向下附着于下颌角与下颌支后缘的腱膜带。另外咽侧壁尚有三叉神经的末梢支、面神经的感觉支的末梢支。

（2）有关解剖数据：正常的茎突在不同的民族和人种之间有着很大的差异，据现有的解剖数据证明，欧美人茎突平均长度为 25 ～ 30 mm；日本有藤野统计平均长度为 16 mm，今井则统计为 17.4 mm；梁克义统计国人茎突平均长度为 21.6 mm，萧轼之统计为 25 mm，钱从光等统计为 25.86 mm，个体差异较大，在其统计的 80 侧茎突中，长度为 14.2 ～ 46.3 mm。萧轼之报道向前向内的角度各偏斜 25°，钱从光等报道向前倾斜 20.88°，向内侧倾斜 19.32°，并报道如果茎突长度超过 32 mm，即使向内侧倾斜 10°，也可以出现刺激症状。

2. 茎突异常与临床症状的关系

（1）茎突异常与咽部异常感觉：咽部异常感觉包括咽部异物感、咽部刺痒感、咽部疼痛感等，如果过长的茎突向内侧倾斜过大，其尖端可以刺激口咽部的侧壁，直接刺激咽部黏膜、扁桃体及附着于黏膜内、黏膜下组织内的咽神经丛，继而产生咽部异物的感觉，在吞咽时更为明显，特别是空咽时异物感更为明显，咽部异物感位置是固定的，进食时反而异物感不明显，而慢性咽炎咽部异物感的位置是多变的，应该在临床上注意鉴别。刺激较重时可以有咽部疼痛的感觉，特别是在有轻微的上呼吸道感染时更为明显，但位置还是固定的，检查咽部黏膜炎症改变并不严重是鉴别的要点，其他因为上呼吸道感染引发的咽部疼痛是弥漫的，化脓性炎症的改变咽部检查可以确诊，这也与咽部的剧烈疼痛不同。咽部刺痒、咳嗽主要是位置固定的咽部刺痒，进而引发咳嗽，是茎突刺激了位于黏膜下的咽部神经丛而发生的，这与咽部过敏反应引发的咽痒咳嗽是不一样的，那种咽痒位置是不固定的，试用去过敏药物是有效的，而茎突异常引发的位置固定的咽痒咳嗽可以通过局部麻醉来诊断。

（2）茎突异常与舌咽神经痛：据解剖研究，舌咽神经距离茎突根部的平均距离为 19.85 mm，茎突向内侧倾斜过大将会压迫舌咽神经。如果茎突长度正常但是向内侧倾斜 40° 左右，则会使其茎突的尖端刺激压迫舌咽神经而发生剧烈的舌咽神经痛，这与茎突刺激舌咽神经的神经末梢疼痛是不同的，茎突向内侧弯曲或在向内侧弯曲成角的情况下，症状可更为明显，所以在临床诊断时，一定不能仅注意茎突长度，还要注意观察茎突角度，特别是舌咽神经痛患者尤其要注意。茎突舌骨韧带位于茎突舌骨肌与咽侧壁之间，其内有舌咽神经，韧带骨化后，吞咽时骨化的韧带就会在神经周围滑动，有可能刺激到舌咽神经而产生舌咽神经痛。

（3）茎突异常与头痛、头昏：根据研究发现，颈内动脉、颈内静脉在咽旁间隙内位于茎突后方，颈内动脉位于静脉的前内侧，上行至茎突内侧并与之交叉，随着茎突向内侧的倾斜增加，此间的距离缩小甚至消失，可出现茎突压迫刺激的情况。茎突过长时如果茎突仅向内倾斜 10°，也可以使肌肉与骨面的间隙变得狭小，颈内外动脉受到压力刺激，使得管壁上的交感神经丛发生症状。茎突明显过长，还可以刺激舌动脉和面动脉而产生相应的头痛、头昏等症状。颈内动脉距离茎突根部的长度不足 20 mm，茎突如果向内侧倾斜过大则可以刺激颈内动脉而产生相应的症状。茎突舌骨韧带位于茎突舌骨肌与咽侧壁之间，其内有舌动脉，有时有面动脉的一段，韧带骨化后，吞咽时骨化的韧带就会在血管周围滑动，有可能刺激不同的血管而产生头痛、头昏等。茎突舌骨韧带骨化不仅可以引发以上症状，还可以使得颈部运动、抬头、转头等动作受到影响。

（4）茎突异常与其他神经：除了舌咽神经以外，颈内静脉的外侧壁上有副神经丛，由上前向下后方行进，颈内静脉与颈内动脉之间的外侧有舌下神经，内侧有迷走神经，这些神经距离茎突后面均有 3 ～ 5 mm 空间。所以异常的茎突如果刺激了这些神经、血管，则可以产生相应的症状，如耳鸣、眩晕、声音嘶哑、舌运动受限、言语障碍等。

（5）茎突异常的特殊类型：茎突异常有两种特殊类型，一是茎突舌骨韧带骨化，二是茎突骨不连接。因为在发育过程中，茎突的根部和体部融合成茎突，其尖端可以沿茎突舌骨韧带逐渐骨化而延长，成为过长的茎突，一般很少全部骨化，一旦全部骨化，则称为茎突舌骨韧带骨化，部分骨化则为茎突过长。理论上说，茎突舌骨链虽可成为一整条骨性融合，不至于使得它与舌骨之间固定到不能活动的程度。姜绍红等报道 1 例茎突舌骨韧带骨化的病例，患者头部歪斜向患侧，活动明显受限，手术后症状解除，所以有的临床症状不能与所诊断疾病理论吻合时，应该以重视临床症状为主。茎突随骨化过程的不同，有长短、粗细、曲直、倾斜等差别，如果体部和根部在融合过程中有骨化不全的情况，则在茎突根部和体部之间有纤维组织联系，这就是茎突骨不连接，这种情况可以致使茎突体的尖端随头颈部的转动而摆动，在一定的头颈部位置时可以刺激神经血管而产生症状。

3. 茎突综合征的诊断与治疗

茎突异常能否产生症状不能仅凭长度、角度确定，必须综合判断。根据文献的诊断原则，符合茎突综合征的诊断标准为：①成人有单侧的咽部异常感觉，或先有单侧后有双侧的咽部异常感觉；②扁桃体窝内或周围触及硬性隆起；③影像学检查显示茎突长度＞ 2.5 cm，或方位、形态异常；④局部麻醉后症状消失者。临床上如果以上 4 条符合 3 条，就可以诊断为茎突综合征。应该注意与咽喉部周围的其他疾病鉴别诊断，防止严重的误诊。

如果患者无迫切要求手术，可不行手术治疗，局部或全身应用药物治疗，如新黄片、颈复康等，局部使用扶他林药膏或局部理疗等皆可。如果确定手术治疗，则应根据患者的具体情况，选择口内、颈外径路，具体是否需要保留扁桃体，应根据咽部的实际情况决定。

（作者：张庆泉。发表于《山东大学耳鼻喉眼学报》2014 年第 6 期）

51. 茎突综合征 114 例误诊原因分析

茎突综合征系茎突过长或其方位、形态异常刺激邻近血管、神经等组织而引起的咽痛、咽异物感、反射性耳痛、头颈部痛和涎液增多等症状的总称。由于该病临床症状的多样性、非特异性及定义的相对概括性，极易造成临床的漏诊、误诊。

1. 资料与方法

（1）一般资料：本组 114 例，男性 31 例，女性 83 例；31 ～ 78 岁，平均 54.5 岁，中位年龄 56 岁，病程 1 个月～ 20 年。

（2）临床表现与误诊疾病（见表 1）。

表 1　114 例临床资料

病程	中位病程	主诉症状	伴随症状	误诊疾病	例数	手术有效例数	有效率（%）
1 ～ 6 个月	2.5 个月	咽痛、咽异物感	咽干	慢性咽炎	41	37	90.2
1 ～ 6 个月	2.5 个月		无	慢性扁桃体炎	21	18	85.7
1 ～ 3 个月	2.5 个月		反射性耳痛	舌咽神经痛	15	12	80.0
6 个月～ 20 年	5 年		失眠	神经官能症	9	6	66.7
2 ～ 19 年	8 年		反酸嗳气	胃炎、食管反流	6	4	66.7
1 个月～ 9 年	3 个月		耳痛、头颈部疼痛	三叉神经痛	6	5	83.3
2 个月～ 7 年	4 个月		颈肩部麻木不适	颈椎病	5	4	80.0
7 个月～ 3 年	2 年		更年期	更年期综合征	3	1	33.3
1 个月～ 17 年	7 年		焦虑	焦虑症	2	0	0
1 ～ 3 个月	2 个月	头颈部疼痛	无	三叉神经痛	3	3	100
2 ～ 6 个月	4 个月		头晕	脑供血不足	3	2	66.7

（3）方法：114 例患者均有 2 次以上甚至多家医院多个科室的诊治病史。所有入院患者仔细询问病史、查体及行茎突 X 线正侧位片或 CT 检查，114 例患者的茎突长度均超过 2.5 cm，平均长度 4.2 cm，最长 6.5 cm。方位异常的 69 例（其中偏内超过 40° 的 35 例，偏内超过 60° 的 8 例，偏内超过 80° 的 7 例，

小于 20° 的 10 例，偏前超过 40° 的 3 例；形态异常的 6 例，其中茎突骨不连接的 4 例，茎突舌骨韧带骨化的 2 例。）

2. 结果

在 114 例患者中 64 例从咽部触到硬性隆起者，经口内行茎突截短手术，其余 50 例从颈外径路行茎突截短手术。合并舌咽神经痛的 9 例患者，有 7 例同时进行了舌咽神经末梢切断，另有 1 例未找到舌咽神经末梢支，1 例未行舌咽神经末梢支切断手术。根据报道的疗效评定标准，114 例患者经手术治疗后 79 例（69.3%）痊愈，13 例（11.4%）好转，22 例（19.3%）无效，有效率为 80.7%（92/114）。

3. 讨论

（1）发病机制及病因：茎突综合征的发病机制及病因尚不明确，目前研究发现该病与先天因素（遗传和胚胎发育）、后天因素（颈部手术、外伤、异常的钙磷代谢和风湿性疾病）有密切关系，另外还与长期刺激导致退行性变、心理因素等多种因素有关。

（2）诊断标准：目前主要根据上述咽科学的茎突异常的诊断标准，但是对于超过正常长度而又难以确诊的患者，可在征得患者同意的情况下进行茎突截短手术，根据疗效确定诊断。

（3）误诊原因分析：

1）临床医师对本病认识不足，缺乏诊断经验：茎突综合征的发病率为 1.6‰，远远低于慢性咽炎、慢性扁桃体炎的发病率，因此对于一个以咽痛、咽部异物感就诊的患者，耳鼻喉科医师尤其是经验不足或缺乏责任心的医师容易草率地诊断为上述疾病。由于茎突综合征是耳鼻喉科专业疾病，对于以其他症状就诊于其他科室的患者，接诊医师由于对本病更缺乏认识，往往以本专业疾病进行诊治。

2）临床症状的多样性与其他疾病的交叉性及合并其他疾病：茎突综合征概念中提到的症状，即咽痛、咽异物感、反射性耳痛、头颈部痛和涎液增多，除此以外还有茎突刺激颈部血管神经后引起的症状。压迫刺激的血管和神经不同，即使压迫同一血管或神经由于具体部位不同、个体不同，引起的临床症状也不同。如同为舌咽神经痛，根据临床表现不同，分为两种类型：一为口咽型，疼痛始于咽侧壁、扁桃体、软腭及舌后 1/3 部，放射至耳区；二为耳型，疼痛始于耳内、乳突及外耳道，介于下颌角和乳突之间，很少放射至咽部。

与其他疾病症状的交叉性及同时合并其他疾病，导致临床误诊误治时有文献报道。田君海等报道伴发晕厥的茎突综合征 1 例，误诊为舌咽神经痛。董学武等报道茎突过长变位与眩晕头痛 3 例，病程 1 ～ 4 年，其中 1 例误诊为梅尼埃病、位置性眩晕。马懿等报道茎突综合征所致非心源性心律失常 36 例，病程 6 个月～ 20 年。吕晓智等报道表现为面侧深区疼痛的茎突综合征 18 例，病程 1 个月～ 10 年，平均为 1.5 年，其中 10 例诊断为颞下颌关节紊乱综合征，6 例诊断为淋巴结炎，2 例诊断为不典型的三叉神经痛。镡旭民等报道茎突综合征诱发的慢性咳嗽 25 例。陈静等报道喉癌误诊为茎突综合征 1 例。郑翠英等报道 1 例食管上段癌误诊为茎突综合征。

3）本组病例病程、误诊疾病及手术治疗效果分析：根据本组结果，以耳鼻喉科症状为主要临床表现的患者，容易误诊为耳鼻喉科疾病，但由于不存在与其他专业疾病相关的症状，患者会在耳鼻喉科多次就诊，加之相对其他专业的医师，耳鼻喉科医师对本病的了解更多一些，因此病程会相对较短。并且确诊为茎突综合征后，由于不合并其他疾病，手术治疗有效率高。合并其他疾病尤其是精神方面情况，患者易到多个科室就诊，被误诊为其他疾病，误诊时间长，确诊后由于合并其他疾病手术治疗有效率低。

因此，我们认为不仅是耳鼻喉科医师，其他相关专业的医师，如口腔科、内科、骨科医师等都需要对此病有一个全面系统的了解。对于按本专业常规治疗疗效不明显者、伴有精神方面症状者，有可能是茎突综合征导致的精神症状，接诊医师都应考虑此病的可能，行咽部触诊、茎突影像学检查，必要时请相关科室会诊。

（作者：孙秀梅，张庆泉，都基亮。发表于《山东大学耳鼻喉眼学报》2014 年第 6 期）

52. 扁桃体前外侧径路茎突切除术

茎突综合征的发生是因茎突过长或角度异常，刺激了咽部或邻近组织所致，曾有患者在切除扁桃体后，发生了茎突综合征，为此我们设计了扁桃体前外侧径路茎突切除术，效果满意，报道如下。

本组患者共26例30侧，其中男性16例19侧，女性10例11侧；年龄24～52岁，中位数37岁，病史4～38个月，22例为单发，其中右侧14例，左侧为8例；4例为双侧发病，所有患者均符合茎突综合征的诊断标准，主要症状是单侧异物感24例次，疼痛21例次，咽痒11例次，有时吞咽时加重并向耳部放射4例次。咽部检查所见，所有患者咽部黏膜轻至中度慢性充血，扁桃体肿大，Ⅰ度14例，Ⅱ度12例，无炎性反应表现；咽部触诊在扁桃体处明显触到硬性隆起者19例22侧，扁桃体处触痛7例8侧。茎突CT检查三维重建显示，茎突长度为31～52 mm。

手术方法：所有患者均在全身麻醉下进行手术，全身麻醉后取平卧仰头位，肩下垫枕，常规消毒铺巾，置开口器，消毒口腔咽部，在扁桃体前外侧的前弓游离缘外侧5 mm处做略带弧形的黏膜切口，如同扁桃体剥离切除一样分离至扁桃体窝内，后弓处不用切开分离，将扁桃体牵拉翻向内侧，此时在扁桃体窝内触摸茎突的尖端隆起，触摸确定位置后在隆起处分离扁桃体窝间隙组织，暴露茎突尖端，切开茎突骨膜，用腺样体刮匙套入茎突尖部，顺势向上分离，尽量贴近茎突根部予以截短，检查无活动出血后扁桃体窝内用可吸收线缝合 2 ～ 3 针，然后将扁桃体复位，原位缝合。术后口腔咽部常规护理，流质饮食，应用抗菌药物 2 ～ 3 天，7 天拆线。

手术疗效评定：手术后咽部症状完全消失为治愈；手术后症状明显减轻为显效；症状无变化为无效。

手术结果：26 例 30 侧患者术后无出血，未发生感染，3 例单侧黏膜切口术后 5 ～ 6 天部分裂开，咽部黏膜切口处略肿，正常术后处理，未给予特殊处理，无扁桃体缺血坏死者，20 ～ 30 天可以拆除残留缝线，局部轻微瘢痕形成。随访 6 个月至 1 年，23 例 25 侧治愈，3 例 5 侧显效。2 例患者时有咽部异物感，没有固定位置，未做进一步处理。

讨论：我们在临床工作中发现，许多茎突过长的患者原来没有症状，在切除了扁桃体后一段时间，反而发生了茎突综合征的症状，并在切除部分茎突后消失。从这种情况可以推论，过长或角度异常的茎突在没有切除扁桃体时，茎突尖端距离咽部表面黏膜较远，而当切除了扁桃体后，茎突尖端则过于贴近咽部黏膜，在吞咽过程中咽部黏膜肌肉反复上下移动，刺激了茎突尖端而发生症状，当然扁桃体的炎症也可以刺激茎突尖端而诱发症状。所以应在扁桃体切除术中及时触摸扁桃体窝，如果可以触摸到硬性隆起，应及时向家属交代病情，进行适当的处理。扁桃体术后如果发生固定位置的咽部异物感、咽部疼痛则应考虑是否有茎突异常的情况发生。

为了避免以上问题，我们曾尝试行经颈外径路茎突切除术，较好地避免这个问题，但是一些患者不愿意经颈部进行手术。我们在分析了扁桃体与茎突的关系后，对在前弓处触摸到硬性隆起的患者，直接进行黏膜切口，暴露茎突尖端分离而切除，基本上不涉及扁桃体。但如果茎突尖端在扁桃体的后外侧，则不能按此术式进行，我们将扁桃体前外侧做略呈弧形的切口，进行扁桃体切除手术的前半部分，分离扁桃体后暴露扁桃体窝，不分离扁桃体后缘及后弓，向内侧牵拉扁桃体，暴露扁桃体窝后即进行触摸探查茎突，触摸确定位置后在隆起处分离扁桃体窝间隙组织，暴露茎突尖端，尽量贴近茎突根部予以截短，茎突切除后，将扁桃体复位缝合，避免了上述问题。

扁桃体前外侧径路茎突切除手术对于消除茎突的症状是有益的，且不会因分离扁桃体过大而引起扁桃体缺血坏死。扁桃体的血液供应有 5 支，分别为上颌动脉的腭降动脉、面动脉的腭升动脉、面动脉的扁桃体支、咽升动脉的扁桃体支、舌背动脉的分支。其中面动脉的扁桃体支是主要供血动脉，因为供血动脉众多，所以保留扁桃体的后部分和后弓对于供血没有问题，在临床上我们成功应用了扁桃体瓣方法。

治疗茎突综合征的传统方式是经过口内径路手术，切除扁桃体后再进行茎突切除术，口内径路手术简单方便，可在直视下进行，可同时进行两侧手术，手术创伤小。但是如果局部麻醉患者咽部反射较敏感时则难以进行。另外，扁桃体手术有时会有出血的可能。此外，术后茎突断端距离咽部黏膜较近，因为瘢痕形成可再次导致咽部异物感。颈外径路手术具有视野相对开阔，可以充分暴露茎突及其周围结构，特别是与茎突关系密切的颈外动脉及上颌动脉等分支动脉，寻找茎突准确，不易损伤周围组织的优点。但是颈外径路会在颈部留有瘢痕，且不能同时两侧手术，容易发生咽升动脉的损伤等缺点。并且在术中牵拉腮腺、动脉、静脉，容易引起出血、腮腺瘘、面瘫等并发症。

保留扁桃体的手术具有经口径路的优点，又可以避免切除扁桃体后带来的一些不良反应，本组患者取得了较好的治疗效果，未发生严重并发症，可以进一步在临床工作中探索应用。

（作者：张庆泉，姜绍红，陈秀梅，等。发表于《中华耳鼻咽喉头颈外科杂志》2014 年第 6 期）

53. 茎突骨不连 16 例诊治分析

茎突的形态异常是茎突综合征的特殊类型，其中包括两种情况，第一种是茎突舌骨韧带骨化，第二种是茎突骨不连。本文总结了我们对 16 例茎突骨不连患者治疗的经验，报告如下。

1. 资料与方法

（1）一般资料：收集我院 1998 年 2 月至 2014 年 4 月的 16 例 18 侧经手术证实的茎突骨不连患者的临床资料，其中男性 9 例，女性 7 例；年龄 29 ～ 54 岁，中位数 39 岁。病史最长者 8 年，最短者 38 天。16 例患者症状主要是咽部异物感，其中异物感位置固定者 11 例，不固定者 2 例；伴有咽部疼痛 8 例次，耳痛 2 例次，颈上部痛 1 例次，头昏耳鸣 3 例次。咽部黏膜均有不同程度的黏膜慢性充血。扁桃体Ⅰ度肿大 9 例，Ⅱ度肿大 7 例。16 例患者均在扁桃体处可以触及硬性隆起，11 例稍微用力触诊即发现硬性隆起但不明显，5 例可以触摸到硬性隆起，未有其他感觉。

（2）影像学检查：16 例均经过 X 线正侧位片和 CT 的多平面重建（multi-planner reformation，MPR）检查，CT 显示茎突骨质不连接，CT 的三维容积重建（volume reconstraction，VR）进一步证实了茎突骨质不连接的改变，其中 2 例患者双侧骨不连接，1 例一侧呈现为假关节改变，另一侧为纤维组织连接。

（3）诊断标准：按照咽科学的诊断标准，16 例患者诊断为茎突综合征、骨不连类型。

（4）治疗方法：16 例（18 侧）中 8 例经口径路扁桃体切除 + 茎突部分切除术，6 例经颈部径路茎突部分切除术，2 例将扁桃体前外侧切开掀翻，进而分离茎突行部分切除术。

（5）疗效评价：根据患者的主观感觉进行疗效评定，痊愈：患者主诉手术后症状完全消失为痊愈；好转：手术后咽部或其他症状消失，虽然仍有时发作，但是程度已经明显减轻，或手术后任意 2 个症状全部减轻或 1 个主要症状消失；无效：手术后症状无变化或好转不明显。

2. 结果

经过 6 个月至 3 年的随访，16 例中治愈 10 例（62.5%），好转 4 例（25.0%），无效 2 例（12.5%），有效率为 87.5%。2 例无效者为咽部异物感位置不固定，且伴有烦躁、头昏等症状者，后经内科抗抑郁治疗好转。1 例行颈部手术患者术后出现切口局部麻木感，3 个月后麻木感逐渐消失。

3. 讨论

茎突发生于人类胚胎第二腮弓的舌骨弓软骨，舌骨弓软骨的下基部则发展成为舌骨，此基部的两端，各有一条软骨链与每侧颞骨相连。每条软骨链有 4 段，即鼓舌段、茎舌段、角舌段和下舌段，均以纤维组织相连。每侧的茎突根部、体部、茎突舌骨韧带和舌骨小角之间均有纤维组织连接，构成一条茎突舌骨链。两侧茎突舌骨链各段的骨化过程与连接情况既不相同，也不对称。各段之间保持纤维组织的连接，可形成假性关节或骨性融合，如果发育成熟，茎突根部与茎突体部融合成为茎突后，这两段之间仍为纤维组织连接，或形成假性关节，就是茎突骨不连 。

过去临床上较少注意茎突形态与连接异常和茎突综合征的关系。茎突形状的弯曲偏扭对茎突的方位是有影响的，但有的茎突形态或连接的异常不属于方位异常的范畴。本组中的 1 例患者，手术时发现茎突体与茎突根部之间尚有纤维组织联系，故茎突能随头颈部的运动而摆动，且茎突细小如梭形，尖端很尖锐，所导致的症状很复杂，患者出现了咽部异物感、咽痛、头痛、头昏、耳痛等症状，曾被诊断为咽炎、咽异感症等，经多次治疗未见好转，最后经过 CT 检查才诊断为茎突骨不连，经过手术切除摆动的茎突尖部后上述症状消失。

本组的 16 例患者除了前述较特殊的病例外，其他患者相对于其他类型的茎突综合征患者，总体症状相对较轻，特别是有咽部异物感的患者，用力吞咽时症状明显减轻，越是在轻微吞咽时症状越明显，触诊的特点是咽部可以触及硬性隆起，稍微用力硬性隆起就不明显，这与骨不连有关，因为连接的纤维组织可以移动。

影像学检查是诊断茎突骨不连的重要手段。手术治疗是治疗茎突综合征的主要方法，也是治疗茎突骨不连的主要方法，但是由于茎突骨不连咽部触诊具有时有时无的特点，要注意触摸硬性隆起的手法。采取何种手术方式十分重要。采用经口内径路行扁桃体切除 + 茎突部分切除，当遇到茎突长度过长伴有骨不连的患者时，可根据情况选择从颈部进行手术。近几年我们采取扁桃体前外侧切开掀翻径路切除茎突，然后将扁桃体复位缝合，效果满意。一般认为，如果茎突长度在 4 cm 以内，可以考虑由口内径路手术，如果超过 4 cm，应考虑由颈外径路手术。

（作者：张庆泉，王强，陈秀梅，等。发表于《中华耳鼻咽喉头颈外科杂志》2014 年第 10 期）

54. 茎突异常继发舌咽神经痛 8 例临床分析

茎突异常是继发性舌咽神经痛的一个病因，我们从 1996 年至今收治了8例茎突异常所引发的舌咽神经痛患者，报道如下。

8 例患者中男性 3 例，女性 5 例；年龄 42 ～ 69 岁，中位数 51 岁；病史 1 年 3 个月至 5 年 6 个月，均诊断为舌咽神经痛并使用卡马西平等药物治疗，3 例行局部封闭治疗仍反复发作且进行性加重。发病部位为左侧 3 例，右侧 5 例。症状体征：发生一侧咽部、舌根的电击样疼痛（8 例次），一般持续 5 ～ 10 秒；进食时发作（8 例次）；头颈部转动易于发作（4 例次）；经常放射至耳根部（6 例次）和下颌后部位（5 例次），病情进行性加重。体格检查：本组均表现为咽部黏膜慢性充血，扁桃体 Ⅰ 至 Ⅱ 度肿大。在扁桃体处触摸到硬性隆起 5 例，腭舌弓处触摸到硬性隆起 3 例，触摸时可以诱发局部剧烈的电击样疼痛发作，而触摸非硬性隆起部位则诱发的疼痛较轻；茎突 CT 检查显示茎突长度为 3.6 ～ 4.8 cm，内倾角和前倾角大于 40° 6 例，小于 20° 2 例。

治疗方法：8 例患者均行一侧扁桃体切除和茎突部分切除，6 例患者同时行舌咽神经末梢支切断术，1 例未找到舌咽神经分支，1 例因为切除扁桃体后发现茎突直接突出扁桃体窝内，行直接切除，未分离查找舌咽神经。

手术均在气管插管全身麻醉下进行，患者取仰卧悬仰头位，置入全麻开口器，先行患侧扁桃体切除，尽量保持扁桃体被膜完整，妥善止血后，触摸茎突的隆起部位，用两个剥离子将腭咽弓向内和腭舌弓向外侧展开并拉开绷紧，这样可以透过变薄的咽上缩肌看到垂直走行的舌咽神经末梢支，一般为 3 ～ 5 条。在扁桃体窝范围内上下分离查找所有舌咽神经末梢支，特别是靠近突出的茎突的舌咽神经末梢分支，一般切除 1 ～ 3 cm 神经，然后再分离茎突，根据茎突长度进行最大限度切除。手术切除后，可以将分离的咽上缩肌和咽中缩肌予以适当缝合，可视情况决定扁桃体窝内是否缝合。

结果：8 例患者术后电击样疼痛消失。7 例患者经过 8 个月至 12 年的随访未有疼痛发作；1 例未找到舌咽神经末梢支者，在术后 1 年 3 个月时又出现轻微的疼痛，局部给予利多卡因，服用小剂量卡马西平后症状消失，现在随访中。

讨论：

茎突异常继发舌咽神经痛的判定。舌咽神经痛分为原发性和继发性两大类，疼痛发生在一侧的扁桃体、舌根、咽侧壁、耳根部、下颌后等部位。原发性舌咽神经痛的病因可能是舌咽神经发生脱髓鞘改变后神经冲动的结果。继发性舌咽神经痛分为颅内部分和颅外部分，颅内部分的原因包括桥小脑角的血管异常和肿瘤、蛛网膜炎、椎动脉病等。颅外部分的原因包括发生于颈动脉、咽部、扁桃体、舌根等处的肿瘤等。根据钱从光和张永的研究报道显示正常茎突都是向前、向内侧倾斜，舌咽神经到茎突根部的平均距离为 19.85 mm，茎突向内侧倾斜过大将会压迫舌咽神经，如果茎突长度在正常范围，但是向内侧倾斜达到 40° 左右，则可能会使茎突的尖端刺激压迫舌咽神经而发生舌咽神经痛，所以如果再向内侧弯曲或弯曲成角，症状可能更明显。舌咽神经末梢支部分是在茎突舌骨韧带附近，均位于茎突舌骨肌和咽侧壁之间，韧带骨化后，吞咽时骨化的韧带柔软性差，僵硬的运动就会刺激舌咽神经而产生舌咽神经痛。

诊断注意的要点如下。继发性的舌咽神经痛要首先排除局部的肿瘤，茎突异常继发的舌咽神经痛与其他的舌咽神经痛相对的疼痛范围和扳机点不同，疼痛范围相对局限，扳机点也局限在可以触及的硬性隆起部位，所以咽部的触诊检查很重要，也可在隆起的部位使用 2% 利多卡因局部封闭，药量控制在 1 mL 左右，如果效果明显，就可以考虑为茎突异常所继发的舌咽神经痛。此时应该进行茎突 CT 检查，目前 CT 检查茎突异常的技术方法很多，我们常用多平面重组（multiple planar reconstruction，MPR）和容积再现（volume rendering，VR）技术方法，不仅要测量茎突的长度，还要测量茎突的前倾角和内倾角，这对于诊断茎突异常所致的舌咽神经痛非常重要，此外，还需排除茎突异常刺激颈动脉所发生的头部疼痛。

手术注意点：茎突异常继发的舌咽神经痛如果进行手术治疗，要同时进行扁桃体切除，切除扁桃体时要注意保护被膜的完整，这对于查找舌咽神经末梢支很重要，如果直接分离到咽缩肌可能会造成查找困难。切除扁桃体后，摸到茎突隆起，在其周围先展开两弓，查找舌咽神经末梢支，确认后上下游离神经，尽可能地多切除神经，以免以后神经再生。最后切除茎突，分离的咽缩肌予以缝合，这种情况不能行颈外径路手术。

茎突异常继发的舌咽神经痛治疗的关键是首先确定两者之间的关系，发现舌咽神经痛的患者后，可以将茎突检查列为常规检查，影像学检查不仅要观察茎突的长度，还要测量茎突的角度。局部的触诊检查是必需的，而且要注意扳机点的位置是否在硬性隆起的位置。确诊后即可行手术治疗，如果确定困难，也可以征得患者的同意后进行试验性的手术治疗。手术的顺序是先行扁桃体切除，再行舌咽神经末梢支切除，最后行茎突部分切除。

（作者：张庆泉，王春雨。发表于《中华耳鼻咽喉头颈外科杂志》2017 年第 6 期）

55. 其他文章

（1）《茎突综合征》

作者：张庆泉，陈良。发表于韩东一主编的《耳鼻咽喉头颈外科学高级教程》（北京：人民军医出版社，2014：212-216.）

（2）《茎突综合征的诊疗规范和手术径路的探讨》

作者：姜绍红，张庆泉。该科研成果于 2015 年获得烟台市科技进步奖二等奖。

（3）《茎突综合征》

作者：姜绍红，王强，张庆泉，等。发表于张庆泉主编的《张庆泉教授团队耳鼻咽喉头颈外科病例精解》（北京：科学技术文献出版社，2019：163-169.）

参考文献

1. CAMARDA A J，DESCHAMPS C，FOREST D. Ⅱ . Stylohyoid chain ossification：a discussion of etiology. Oral Surg Oral Med Oral Pathol，1989，67（5）：515-520.

2. CHRISTIANSEN T A，MEYERHOFF W L，QUICK C A. Styloid process neuralgia：myth or fact. Arch Otolaryngol，1975，101（2）：120-122.

3. CORRELL R W，JENSEN J L，TAYLOR J B，et al. Mineralization of the stylohyoid-stylomandibular ligament complex：a radiographic incidence study. Oral Surg Oral Med Oral Pathol，1979，48（4）：286-291.

4. DOUGLAS B L，HUEBSCH R F. Atypical facial neuralgia resulting from fractured styloid process of the temporal bone. Oral Surg Oral Med Oral Pathol，1953，6（10）：1199-1201.

5. EAGLE W W. Symptomatic elongated styloid process：report of two cases of styloid process-carotid artery syndrome with operation. Arch Otolaryngol，1949，49（5）：490-503.

6. EAGLE W W. Elongated styloid process：further observations and a new syndrome. Arch Otolaryngol，1948，47（5）：630-640.

7. EAGLE W W. Elongated styloid process：symptoms and treatment. AMA Arch Otolaryngol，1958，67（2）：172-176.

8. FROMMER J. Anatomic variations in the stylohyoid chain and their possible clinical significance. oral surg oral med oral pathol，1974，38（5）：659-667.

9. GOSSMAN J R J，TARSITANO J J . The styloid-stylohyoid syndrome. J Oral Surg，1977，35（7）：555-560.

10. MARANO P D，FENSTER G F，GOSSELIN C F. Eagle's syndrome necessitating bilateral styloid amputation. Oral Surg Oral Med Oral Pathol，1977，33（6）：874-878.

11. MESSER E J，ABRAMSON A M. The stylohyoid syndrome. J Oral Surg，1975，33（9）：664-667.

12. MOFFAT D A，RAMSDEN R T，SHAW H J. The styloid process syndrome：aetiological factors and surgical management. J Laryngol Otol，1977，91（4）：279-294.

13. PHILLIPS J D，SHAWKAT A H. Prosthetic implications of eagle's syndrome. J Prosthet Dent，1975，34（6）：614-619.

14. Pirruccello F M，Sullivan M R. Ossified stylohyoid ligament（epihyal bone）：an unusual case. Dent Dig，1972，78（3）：126-129.

15. REICHART P A，SOOSS W. Fracture of the styloid process of the temporal bone：an unusual complication of dental treatment：report of a case. Oral Surg Oral Med Oral Pathol，1976，42（2）：150-154.

16. WINKLMAIR M. Styloid syndrome caused by arthrotic deformation. Stoma（Heidelb），1971，24（4）：205-209.

17. 林丽蓉，林文涛，余满松 . 医学综合征大全 . 北京：中国科学技术出版社，1994.

18. 王晓蕾，何昕，董雨桐，等 . 近舌骨水平无症状巨大茎突 2 例 . 中国医学影像技术，2018，34（8）：1274.

19. 宫希军，刘斌，余永强，等 . 64 层螺旋 CT 对成人茎突的测量及临床意义 . 中国医学影像技术，2007，23（9）：1309-1312.

20. 邱大学，施建辉，曹文建，等 . 颞骨茎突的测量及其临床意义 . 解剖学杂志，2002，25（1）：76-78.

21. 唐媛媛，别旭，王吉喆，等 . 数字化三维重建在茎突综合征临床诊疗中的应用 . 大连医科大学学报，2017，39（5）：442-445.

22. 陈忠强，陈军，汪军，等 . 头颈部 CTA 对茎突解剖的应用研究 . CT 理论与应用研究，2016，25（5）：609-618.

23. 董雨桐，何昕，刘相良，等．应用 MSCT 的 VR 及 MPR 重建对正常活体茎突测量的研究．中国实验诊断学，2016，20（7）：1066-1067.

24. 宋跃帅，刘良发．锥形束 CT 与螺旋 CT 测量茎突长度的对比分析．中华医学杂志，2018，98（23）：1841-1843.

25. 李进让，陈曦，孙建军．茎突综合征．中国耳鼻咽喉头颈外科，2005，12（7）：465-466.

26. 张庆泉，宋西成，王强，等．外科治疗茎突异常的疗效分析．中华耳鼻咽喉头颈外科杂志，2006，41（10）：759-762.

27. 曲福崇，林相如．茎突综合征 153 例报告．耳鼻喉学报，1992，6（2）：106-108.

28. 曹洪源，丁寿玲．100 例茎突过长综合征分析．山东医大基础医学院学报，2001，15（4）：222-223.

29. 镡旭民，杨桦，邓安春．茎突综合征的诊断和治疗．第三军医大学学报，2004，26（11）：1027-1028.

30. 姜绍红，张庆泉，王强，等．颈外径路与口内径路治疗茎突综合征的对比分析．临床医学工程，2011，18（3）：343-345.

31. 张庆丰，张晶晶，宋伟，等．经口入路低温等离子射频辅助设施治疗茎突综合征．临床耳鼻咽喉头颈外科杂志，2012，26（15）：684-686.

32. 金德斌，杨长东，白文忠，等．保留扁桃体的茎突截短术．华西医学，2013，28（2）：256-258.

33. 陈著声，吴建，叶莲妹，等．茎突综合征 72 例分析．临床耳鼻咽喉头颈外科杂志，2012，26（21）：973-974.

34. 陈启才，李克军．茎突综合征的诊断及治疗．山东医药，2008，48（33）：100-101.

35. 张庆泉，迟作强．茎突综合征的诊断和治疗．中华耳鼻咽喉头颈外科杂志，2009，44（3）：262-264.

36. 姜绍红，张庆泉，宋西成，等．口内径路保留扁桃体的茎突截短术．山东大学基础医学院学报，2005，19（2）：113-114.

37. 张立红，金德斌，李智，等．茎突截短术治疗茎突综合征．河北医药，2015，37（20）：3156-3158.

38. 张庆泉，王强，陈秀梅，等．茎突骨不连 16 例诊治分析．中华耳鼻咽喉头颈外科杂志，2014，49（10）：864-866.

39. 姜绍红，张庆泉，宋西成，等．茎突舌骨韧带骨化 1 例．中国耳鼻咽喉头颈外科，2011，18（1）：21-23.

40. 王季勋．茎突舌骨韧带骨化症 X 线诊断．实用放射学杂志，1995，11（9）：564.

41. 钱从光，张永．茎突及其周围结构的应用解剖研究．遵义医学院学报，1996，19（3）：190-192.

42. 左开荣．128 层螺旋 CT 在茎突综合征术前诊断中的临床价值．中国现代医药杂志，2014，16（9）：35-37.

43. 刘涛．64 排螺旋 CT 容积重建及多平面重建技术对 SPS 诊断的方法的探讨．医疗卫生装备，2016，37（6）：78-81.

44. 刘凯，秦耿耿，龙建胜，等．多层螺旋 CT 三维后处理技术对茎突的观测及茎突过长综合征的诊断价值．广东医学，2016，37（4）：516-520.

45. NATSIS K，REPOUSI E，NOUSSIOS G，et al. The styloid process in a greek population：an anatomical study with clinical implications. Anat Sci Int，2015，90（2）：67-74.

46. YILMAZ M T，AKIN D，CICEKCIBASI A E，et al. Morphometric analysis of styloid process using multidetector computed tomography. J Craniofac Surg，2015，26（5）：438-443.

47. LINS C C，TAVARES R M，DA SILVA C C. Use of digital panoramic radiographs in the study of styloid process elongation. Anat Res Int，2015，20（15）：474-615.

48. VADGAONKAR R，MURLIMANJU B V，PRABHU L V，et al. Morphological study of styloid process of the temporal bone and its clinical implications. Anat Cell Biol，2015，48（3）：195-200.

49. VIEIRA E M，GUEDES O A，MORAIS S D，et al. Prevalence of elongated styloid process in a central brazilian population. J Clin Diagn Res，2015，9（9）：90-92.

50. 陈隆辉 . 茎突异常症古今医鉴 . 成都：四川科技出版社，2013.

51. THOENISSEN P，BITTERMANN G，SCHMELZEISEN R，et al. Eagle's syndrome a non-perceived differential diagnosis of temporomandibular disorder. Int J Surg Case Rep，2015，15：123-126.

52. HOOKER J D，JOYNER D A，FARLEY E P，et al. Carotid stent fracture from stylocarotid syndrome. J Radiol Case Rep，2016，10（6）：1-8.

53. USSEGLIO J，MONTORO F M，MARTIN S，et al. Transcient ischemic attack，a rare manifestation of Eagle syndrome. Rev Stomatol Chir Maxillofac Chir Orale，2016，117（6）：421-424.

54. RADAK D，TANASKOVIC S，KECMANOVIC V，et al. Bilateral eagle syndrome with associated internal carotid artery kinking and significant stenosis. Ann Vasc Surg，2016，34：271-278.

55. SUBEDI R，DEAN R，BARONOS S，et al. Carotid artery dissection：a rare complication of Eagle syndrome. BMJ Case Rep，2017，2017：bcr2016218184.

56. SMOOT T M，TAHA A，TARLOV N，et al. Eagle syndrome：A case report of stylocarotid syndrome with internal carotid artery dissection. Interv Neuroradiol，2017，23（4）：433-436.

57. AMORIM J M，PEREIRA D，RODRIGUES M G，et al. Anatomical characteristics of the styloid process in internal carotid artery dissection：Case control study. Int J Stroke，2018，13（4）：400-405.

58. TAKINO T，SHIBUMA S，KANEMARU Y，et al. Bilateral internal carotid artery dissection caused by elongated styloid processes：a case report. No Shinkei Geka，2018，46（1）：53-59.

59. LI Z，HUA Y，YANG J，et al. Ultrasound evaluation of transient ischemic

attack caused by styloid process elongation：a case report. Front Neurol，2019，29：26.

60. MANN A，KUJATH S，FRIEDELL M L，et al. Eagle syndrome presenting after blunt trauma. Ann Vasc Surg，2017，40：295-298.

61. 李军苗，沈剑敏，李海军，等．颈动脉夹层 3 例报告并文献复习．吉林医学，2012，33（20）：4463-4465.

62. LI AH，CHAN L，JAO T，et al. Postcoital carotid artery dissection associated with acute cerebral infarction: a case report. Arta Neurol Taiwan，2009，18（4）：267-271.

63. 黄新辉，娄卫华．侧颅底区舌咽神经的临床应用解剖．郑州大学学报（医学版），2006，41（2）：298-300.

64. 韩云志，娄卫华，臧卫东．颅外入路舌咽神经切断术的应用解剖学观察．郑州大学学报（医学版），2010，45（1）：150-151.

65. 胡中旭．茎突过长引起的舌咽神经痛 2 例．中风与神经疾病杂志，1991，8（1）：52.

66. 张庆泉，王春雨．茎突异常继发舌咽神经痛 8 例临床分析．中华耳鼻咽喉头颈外科杂志，2017，52（6）：466-467.

67. KENT D T，RATH T J，SNYDERMAN C. Conventional and 3-Dimensional computerized tomography in Eagle's syndrome，glossopharyngeal neuralgia，and asymptomatic controls. Otolaryngol Head Neck Surg，2015，153（1）：41-47.

68. CHANG C A，LIN T，FUNG K，et al. Isolated horner syndrome from an elongated styloid process（Eagli's syndrome）. J Neuroophthalmol，2015，35（4）：387-389.

69. AYDIN E，QULIYEV H，CINAR C，et al. Eagle syndrome presenting with neurological symptoms. Turk Neurosurg，2018，28（2）：219-225.

70. ALTUN D，CAMCI E. Bilateral hypoglossal nerve paralysis following elongated styloid process resection: case report. J Anesth，2016，30（6）：1082-1086.

71. 萧轼之．耳鼻咽喉科全书•咽科学．上海：上海科技出版社，1979.

72. KUMAI Y，HAMASAKI T，YUMOTO E. Surgical management of Eagle's syndrome: an approach to shooting craniofacial pain. Eur Arch Otorhinolaryngol，2016，273（10）：3421-3427.

73. MAHER T，SHANKAR H. Ultrasound-guided peristyloid steroid injection for Eagle Syndrome. Pain Pract，2017，17（4）：554-557.

74. AL-HASHIM M，AL-JAZAN N，ABDULQADER A，et al. Eagle's syndrome with facial paisy. J Family Community Med，2017，24（2）：128-130.

75. 穆文新 . 茎突过长导致面瘫一例 . 中华耳鼻咽喉科杂志，1987，22（3）：136.

76. SACCOMANNO S，GRECO F，CORSO E，et al. Eagle's syndrome，from clinical presentation to diagnosis and surgical treatment：a case report.Acta Otorhinolaryngol Ital，2018，38（2）：166-169.

77. PÉUS D，KOLLIAS S S，HUBER A M，et al. Recurrent unilateral peripheral facial palsy in a patient with an enlarged styloid process. Head Neck，2019，41（3）：34-37.

78. 危高生，宋小平，郑泉山，等 . 扁桃体切除术后并发茎突综合征 12 例临床分析 . 中国基层医药，2016，23（15）：2321-2323.

79. 李力，蒲建章，王朝山，等 . 改良式颈外径路行茎突截短术治疗茎突综合征 17 例疗效分析 . 中国临床医师杂志，2017，45（4）：86-87.

80. 佘小伟，孙姝玲，章宏毅，等 . 茎突过长综合征的临床分析 . 中国美容医学，2016，25（10）：55-56.

81. HO S，LUGINBUHL A，FINDEN S，et al. Styloid/C1 transverse process juxtaposition as a cause of Eagle's syndrome. Head Neck，2015，37（11）：153-156.

82. YASMEENAHAMED S，LALIYTHA B K，SIVARAMAN S，et al. Eagle's syndrome-Masquerading as ear pain：Review of literature. J Pharm Bioallied Sci，2015，7（suppl 2）：S372-S373.

83. RANJAN V，RAI S，MISRA D，et al. Eagle's syndrome veiling as pain

of odontogenic origin：Report of two cases with cone beam computed tomography illustration. Natl J Maxillofac Surg，2015，6（2）：219-223.

84. SOWMYA G V，SINGH M P，MANJUNATHA B S，et al. A case of unilateral atypical orofacial pain with Eagle's syndrome. J Cancer Res Ther，2016，12（4）：1323.

85. ALDELAIMI T N，BOSKANI S W，ALI S M，et al. Eagle syndrome：an unusual cause limited mouth opening and surgical management. J Craniofac Surg，2017，28（3）：214-216.

86. PAIVA A L C，ARAIJO J L V，LOVATO R M，et al.Retroauricular pain caused by Eagle's syndrome：a rare presentation due to compression by styloid process elongation. Rev Assoc Med Bras（1992），2017，63（3）：213-214.

87. LI S，BLATT N，JACOB J，et al. Provoked Eagle's syndrome after dental procedure：a review of the literature. Neuroradiol J，2018，31（4）：426-429.

88. KROHN S，BROCKMEYER P，KUBEIN-MEESENBURG D，et al. Elongated styloid pricess in patients with temporomandibular disorders-is there a link？ Ann Anat，2018，217：118-124.

89. GONZÁLEZ-GARCÍA N，GARCÍA-AZORÍN D，PORTA-ETESSAM J. Eagle syndrome：toward a clinical delimitation. Neurologia，2018，pii：S0213-4853（18）30092-6.

90. JOSE A，ARYA S，NAGORI S A，et al. Styloid-stylohyoid syndrome：a rare cause of cranio-facil pain-a retrospective case seris of 12 patients. Orol Maxillofac Surg，2019，23（1）：47-51.

91. 卢永德，陈忠，黄南桂，等．茎突综合征 35 例（附茎突骨折 1 例）．耳鼻咽喉头颈外科，1995，2（1）：11-13.

92. TIWARY P，SAHOO N，THAKRAL A，et al. Styloid process fracture associated with maxillofacial trauma：incidence，distribution and management. J Oral Maxillofac Surg，2017，75（10）：2177-2182.

93. KHAN H M，FRASER A D，DAWS S，et al. Fracture styloid process

masquerading as neck pain：cone-beam computed tomography investigation and review of the literature. Imaging Sci Dent，2018，48（1）：67-72.

94. RAHMAN S A，SINGH J，MUTHUSAMY R，et al. The Development of Eagle's Syndrome after Neck Trauma. Contemp Clin Dent，2018，9（2）：319-322.

95. 石善溶，徐丽蓉，彭吉人 . 咽部异感症 . 国外医学耳鼻咽喉科分册，1977，1（1）：1-5.

96. MURTAGH R D，CARACCIOLO J T，FERNANDEZ G. CT findings associated with Eagle syndrome. AJNR Am J Neuroradiol，2001，22（7）：1401-1402.

97. 唐淑君，叶燕芬，蔡洪海 . 茎突过长症致腭肌阵挛一例 . 临床耳鼻咽喉科杂志，1989，3（3）：161.

98. 镡旭民，杨桦 . 茎突综合征诱发慢性咳嗽 25 例 . 中国耳鼻咽喉颅底外科杂志，2007，6：246-248.

99. 韩东一 . 耳鼻咽喉头颈外科学高级教程 . 北京：人民军医出版社，2014.

100. 郑中立 . 耳鼻咽喉科诊断学 . 北京：人民卫生出版社，1989.

101. 孟代英 . X 线摄影学 . 山东省卫生厅，1984.

102. 马厚升 . 一张片摄茎突正侧位方法介绍 . 医用放射技术，2003，4（8）：17.

103. 张安宇，高明 . X 线数字断层融合技术在茎突综合征诊断中的临床应用 . 世界临床医学，2016，10（6）：233-234.

104. 任春旺 . X 线数字断层融合技术在茎突综合征检查中的应用研究 . 大家健康，2015，9（3）：10.

105. 李强，田军，孙博，等 . 数字化体层融合技术在茎突过长诊断中的应用价值 . 医学影像杂志，2014，24（6）：1025-1027.

106. 乔建功，任忠清，彭玲玲 . 口腔曲面断层摄影在颞骨茎突骨折诊断中的价值 . 徐州医学院学报，2014，34（2）：126-127.

107. KRMPOTIC NEMANIC J，VINTER I，EHRENFREUND T，et al. Postnatal changes in the sctyloid process，vagina pricessus styloidei，and

stylomastoid foramen in relation to the function of muscles originating from the styloid process. Surg Radiol Anat，2009，31（5）：343-348.

108. PALESY P，MURRAY GM，DE BOEVER J，et al. The involvement of the styloid process in head and neck pain-a preliminary study. J Oral Rehabil，2000，27（4）：275-287.

109. 李梦琳，刘剑勇，陆建斌，等．三维重建技术在茎突综合征诊断中的应用．中国中西医结合耳鼻咽喉科杂志，2016，24（2）：120-122.

110. 胡辉军，陈娇霞，谭志，等．MSCT 对茎突综合征的诊断价值．中国医学创新，2014，11（19）：55-57.

111. 黄瑜，吴白龙，刘浩，等．多层螺旋 CT 三维重建在茎突综合征诊断中的应用价值．淮海医药，2015，33（4）：343-345.

112. 欧阳绍基，姚榕威，徐学江，等．多层螺旋 CT 三维重建诊断茎突综合征的价值．海南医学，2014，25（14）：2082-2084.

113. 范德鸿，刘汉东，廖岭梅，等．多排螺旋 CT 三维成像在茎突综合征诊断中的应用研究．中国当代医药，2017，24（12）：107-109.

114. 刘凯，秦耿耿，龙建胜，等．多层螺旋 CT 三维后处理技术对茎突的观测及茎突过长综合征的诊断价值．广东医学，2016，37（4）：516-520.

115. CULLU N，DEVEER M，SAHAN M，et al. Radiological evaluation of the styloid process lenth in normal population. Folia Morphol（Warsz），2013，72（4）：318-321.

116. PATIL S，GHOSH S，VASUDEVA N. Morphometric study of the styloid process of temporal bone. J Clin Diagn Res，2014，8（9）：AC04-AC06.

117. ANDREI F，MOTOC A G，DIDILESCU A C，et al. A 3D cone beam computed tpmography study of the styloid process of the temporal bone. Folia Morphol（Warsz），2013，72（1）：29-35.

118. RENARD D，AZAKRI S，ARQUIZAN C，et al. Styloid process and hyoid bone proximity is a risk factor for cervical carotid artery dissection. Stroke，2013，44（9）：2575-2479.

119. YAVUZ H，CAYLAKLI F，YILDIRIM T，et al. Angulation of the styloid process in Eagle's syndrome. Eur Arch Otorhinolaryngol，2008，265（11）：1393-1396.

120. BEDER E，OZGUROSY O B，KARATAYLI OZGURSOY，et al. Threedemensional computed tomography and surgical treatment for Eagle's syndrome. Ear Nose Throat J，2006，85（7）：443-445.

121. 童明远 . 茎突畸形二例 . 中华耳鼻咽喉科杂志，1991，26（6）：391.

122. 聂红 . 茎突综合征的彩超诊断 . 中华实用医药杂志，2004，4（12）：562-564.

123. 张庆泉 . 茎突异常与茎突综合征 . 山东大学耳鼻喉眼学报，2014，28（6）：1-3.

124. NAIDICH D P，GRUDEN J F，MCGUINNESS G，et al. Volumetric（helical/spiral）CT（VCT）of the airways. J Thorac Imaging，1997，12（1）：11-28.

125. RAVENEL J G，MCADAMS H P，REMY-JARDIN M，et al. Multidimensional imaging of the thorax：practical applications. J Thorac Imaging，2001，16（4）：269-281.

126. BOISELLE P M. Multislice helical CT of the central airways. Radiaol Clin North Am，2003，41（3）：561-574.

127. PRASED K C，KAMATH M P，REDDY K J，et al. Elongated styloid process（Eagle's syndrome）：a clinical study. J Oral Maxillofac Surg，2002，60（2）：171-175.

128. KAUFMAN S M，ELZAY P R，IRISH E G. Styloid process variation，radiologic and clinical study. Arch Otolaryngol，1970，91（5）：460-463.

129. BAFAQEEH S A. Eagle syndrom：classic and carotid artery types. J Otolaryngol，2000，29（2）：88-94.

130. 张爱萍，张丽 . 茎突综合征伴晕厥 2 例 . 中国耳鼻咽喉颅底外科杂志，2007，13（1）：67-68.

131. 石祖仑，蒋柏桥．茎突综合征150例报告．中国耳鼻咽喉颅底外科杂志，2006，12（2）：145-146.

132. 镡旭民，杨桦，李红，等．茎突综合征的手术总结．中华耳科学杂志，2007，5（4）：415-416.

133. 朱志军，邢树忠，方林忠．茎突综合征12例临床分析．临床口腔医学杂志，2003，19（1）：495-498.

134. 余文兴，魏小玲，张运珍，等．茎突过长手术治疗58例临床疗效分析．临床耳鼻咽喉科杂志，2006，20（19）：901-902.

135. 黄小英，罗剑云，姚智勇，等．口腔曲面体层摄影在茎突综合征诊断中的价值．中国医学影像技术，2004，20（S1）：123-124.

136. 张中华，赵淑梅，李德峰，等．茎突过长综合征的临床诊治．淮海医药，2006，24（2）：153-154.

137. 李晓阳，龙莉玲，黄中奎．螺旋CT三维重建在茎突综合征诊断中的应用．广西医学，2002，24（4）：36-37.

138. NAKAMARU Y，FUKUDA S，MIYASHITA S，et al. Diagnosis of the elongated styloid process by three-dimensional computed tomography. Auris Nasus Larynx，2002，29（1）：55-57.

139. BASEKIM C C，MUTLU H，GÜNGÖR A，et al. Evaluation of styloid process by three dimensional computed tomography. Eur Radiol，2005，15（1）：134-139.

140. 李慎江，蔺大伟，刘德斌，等．CR、CT、MRI在骨肿瘤诊断中的临床价值．中国矫形外科杂志，2006，14（9）：677-679.

141. 高维．数字X线成像设备CR和DR. 中国医学装备，2005，2（1）：12-13.

142. 李慎江，赵勇，吴寿臣，等．CR、CT、MRI在脊柱结核诊断中的临床价值．中国矫形外科杂志，2007，15（13）：1002-1004.

143. LI S，XIAO X，LIU S，et al. Correlation between the quantifiable parameters of blood flow pattern derived with dynamic CT in malignant solitary pulmonary nodules and tumor size. Zhongguo Fei Ai Za Zhi，2008，11（1）：74-78.

144. 费洪钧，张传秀，邓立生，等．正常颞骨茎突的 CT 测量与茎突综合症的 CT 诊断．中国医学影像技术，1998，14（7）：530-532.

145. SELA J，ABU EL NAAJ I，PELED M. The styloid process elongation syndrome（Eagle syndrome）：a case report. Refuat Hapeh Vehashinayim（1993），2003，20（1）：44-80.

146. GHOSH I M，DUBEY S P. The Syndrome of elongated Styloid Process. Auris Nasus Larynx，1999，26：169-175.

147. ZUBER M，MEDER J F，MAS J L. Carotid Artery dissection due to elongated Styloid Process. Neurology，1999，53：1886-1887.

148. 曹立刚．茎突过长症手术治疗 30 例分析．中国误诊学杂志，2007，7(3)：590-591.

149. 朱宇宏，赵利敏．茎突截短术的并发症．山东大学耳鼻喉眼学报，2006，20（2）：165-166.

150. GUSTODIO A L，SILVA M R，ABREU M H，et al. Styloid process of the temporal bone：morphometric analysis and clinical Implications. Biomed Res Int，2016.

151. HETTIARACHCHI PVKS，JAYASINGHE R M，FONSEKA M C，et al. Evolution of the styloid process in a Sri Lankan population using digital panoramic radiographs. J Oral Biol Craniofac Res，2019，9（1）：73-76.

152. IWANAGA J，WATANABE K，SAGA T，et al. Morphometric study of a Huge elongated styloid process. Kurume Med J，2017，63（1）：45-48.

153. ERASLAN C，OZER MA，GOVSA F，et al. Relationship of stylohyoid chain and cervical internal carotid artery detected by 3D angiography. Surg Radiol Anat，2017，39（8）：897-904.

154. BURULDAY V，AKGUL M H，BAYER MULUK N，et al. The importance of medial-lateral styloid process angulation/coronal plane angle in symptomatic eagle syndrome. Clin Anat，2017，30（4）：487-491.

155. 姜绍红，张庆泉，宋西成，等．茎突舌骨韧带骨化的临床诊治．山东大学耳鼻喉眼学报，2014，28（6）：7-8.

156. DABROWSKI P，GRONKIEWICZ S，SOLINSKI D，et al. A case of elongated styloid process in a modern-age skull from Puerto Cabello Venezuela. Folia Morphol（Warsz），2015，74（4）：475-478.

157. KAWAHARA I，OZONO K，FUJIMOTO T，et al. Internal carotid artery stenosis associated with hyoid bone：can hyoid bone be a risk factor for acute cerebrovascular syndrome？ No Shinkei Geka，2016，44（10）：835-841.

158. 张庆泉，王春雨，孙岩．张庆泉教授团队耳鼻咽喉头颈外科病例精解．北京：科学技术文献出版社，2019.

159. 范崇胜．经颈外入路茎突截短术治疗茎突综合征临床应用．中华解剖与临床杂志，2009，14（4）：278-279.

160. 李涛．内镜引导下截断茎突 1 例．中国微创外科杂志，2018，18（6）：565-566.

161. OZTUNC H，EVLICE B，TATLI U，et al. Cone-beam computed tomographic evaluation of styloid process：a retrospective study of 208 patients with orofacial pain. Head Face Med，2014，10：5.

162. MUDERRIS T，BERCIN S，SEVIL E，et al. Surgical management of elongated styloid process：a introral or transcervical？ Eur Arch Otorhinolaryngol，2014，271（6）：1709-1713.

163. AI-HASHIM M，AI-JAZEN N，ABDULQADER A，et al. Eagle's syndrome with facial palsy. J Family Community Med，2017，24（2）：128-130.

164. 姚广宣，万宝瑜．单侧颞骨双茎突一例．中华耳鼻咽喉科杂志，1981，17（4）：236.

165. KAMIL R J，GONIK N J，LEE J S，et al. Transoral resection of stylopharyngeus calcification：a unique manifestation of a stylohyoid complex syndrome. Ann Otol Rhinol Laryngol，2015，124（2）：158-161.

166. SEKERCI A E，SOYLU E，ARIKAN M P，et al. Is there a relationship between the presence of ponticulus posticus and elongatedstyloid process？ Clin Imaging，2015，39（2）：220-224.

167. MAHER T，SHANKER H. Ultrasound-guided peristyloid steroid injection for eagle syndrome. Pain Pract，2017，17（4）：554-557.

168. González-García N，García-Azorín D，Porta-Etessam J. Eagle syndrome：Toward a clinical delimitation. Neurologia，2018.

169. 张庆泉，姜绍红，王强，等 . 扁桃体前外侧进路茎突切除术 . 中华耳鼻咽喉头颈外科杂志，2014，49（5）：412-413.

170. 徐翔 . 茎突综合征两种口内径路手术的比较 . 江西医药，2001，36（5）：366.

171. 田树军，孙玉琴，刘健 . 茎突折断术与截短术治疗茎突综合征的比较 . 当代医药，2011，17（11）：80.

172. 镡旭民，杨桦，李红，等 . 茎突梳理术治疗茎突综合征 . 中国中西医结合耳鼻咽喉科杂志，2008，16（1）：48-19.

173. DOU G，ZHANG Y，ZONG C，et al. Application of surgical navigation in styloidectomy for treating Eagle's syndrome. Ther Clin Risk Manag，2016，12：575-583.

174. CHEN R，LIANG F，HAN P，et al. Endoscope-Assisted resection of elongated styloid process through a retroauricular incision：a novel surgical approach to eagle syndrome. J Oral Maxillofac Surg，2017，75（7）：1442-1448.

175. CHENG C，SHE C，ZHANG Q. The experience of treatment of coblation assisted surgical approach to eagle's syndrome. Am J Otolaryngol，2017，38（3）：301-304.

176. SUKEGAWA S，KANNO T，YOSHIMOTO A，et al. Use of an intraoperative navigation system and piezoelectric surgery for styloidectomy in a patient with eagle's syndrome：a case report. J Med Cas Rep，2017，11（1）：322.

177. KIM D H，LEE Y H，CHA D，et al. Transoral robotic surgery in eagle's syndrome：our experience on four patients. Acta Otorhinolaryngol Ital，2017，37（6）：454-457.

178. KADAKIA S，JATEGAONKAR A，ROCHE A，et al. Tonsillectomy sparing transoral robot assisted styloidectomy. Am J Otolaryngol，2018，39（2）：238-241.

179. 吕远新，黄嫦娥，吕远军，等 . 经内镜耳后入路手术治疗茎突综合征的临床体会 . 中国医药指南，2014，12（12）：107-108.

180. 张晶晶，王慧，张庆丰 . 等离子射频辅助茎突过长手术治疗 . 北京：人民卫生出版社，2014：150-158.

181. 林海燕，陶朵，邓翠萍，等 . 茎突手术常见并发症原因分析及护理对策 . 中国实用护理杂志，2010，26（18）：30-31.

182. 郭炼，李和清 . 茎突综合征 74 例手术疗效分析 . 现代医药卫生，2012，28（2）：230-231.

编后记

Afterword

笔者自1971年参加卫生工作已经近50年，从事耳鼻咽喉科专业也已经45年，工作先后转换了3个单位、2个学校，进修学习了2所医院，深深地体会到工作学习的不易和艰辛，也体会到有好的领导和老师引导，工作再苦再累也是快乐的，能感受到沉浸在所热爱的事业之中的乐趣。

在这人生漫长的旅途中，我因为得到几位恩师和领导的厚爱，以及他们无私的帮助和支持，才发展到今天的地步。开始工作时因为家里艰苦一度想放弃上学深造的机会，在原工作单位辛田民秘书的引导劝说下，克服困难，坚持了下去。在学校里，又得到当时的教务处处长，后来的校长曲福崇教授的指导和帮助，促使我走上了学习耳鼻咽喉科专业的道路。毕业后到罗山医院工作，又得到医院王保珍副院长的支持和引导，积极开展临床工作，加强了业务学习，练习写作，在当时的《烟台医学杂志》发表了行医生涯中的第1篇文章，后来又在《烟台日报》发表了1篇科普文章，奠定了我写作基础、体会到发表文章的乐趣。后来被调动到烟台毓璜顶医院工作，到医院的第3年，确诊了1例误诊7年的支气管异物患者，高殿祥院长在全员大会对我进行了表扬，并在年终总结上给予了奖励。后又遇到了无私亲切的田文院长，在他的支持下，医院给予了我很大的精神和经济支持，使我完成了第1个科研项目，该项目获得了山东省科技进步奖三等奖，这在当时烟台毓璜顶医院是第2个省级科技进步奖奖励，也奠定了我的学术地位，后来又把我破格选拔为科室主任，和科室同道一起做好科里工作。走上科室领导的位置如何才能好好地工作和推动科室的发展，自己不知所措，这时刘运祥院长给予了无私的、大力的支持和引导，使我在科室的发展过程中不畏艰难，和同事们一起把科室发展到今天的位置。后来的杨军院长、现在芝罘医院的解祥伟书记、杜文韬院长等，都在我的职业生涯中给予了很大的帮助，至今难以忘怀。

在我的耳鼻咽喉科事业和学业发展中，齐鲁医院的栾信庸教授，山东省立医院的樊忠教授、梁美庚教授，莱阳医专的曲福崇教授、范进汀教授，莱阳中心医院的臧洪涛教授，我们医院的郭泉教授、张洪昌教授对我进行了精心的教育培养，对此表示感谢。也感谢使我跻身于编委行列的《中华耳鼻咽喉头颈外科杂志》编辑部，中华医学会耳鼻咽喉头颈外科分会、山东省医学会耳鼻咽喉头颈外科分会的同道。特别感谢齐鲁医院的各位老师和同道，有了他们的帮助和支持，我才有了今天在全国、全省的学术地位。

我对茎突及其疾病的观察治疗和研究起源于1979年《耳鼻咽喉科全书·咽科学》的出版，在茎突的章节中，有臧洪涛老师给林筱周教授提供的病例资料，使我对这个疾病开始有了认识，在临床中开始关注。后来通过学习曲福崇老师发表的系列研究文章，使我有了深入研究此病的想法。经过近20年的观察研究，我积累了一定数量的病例，开始进行综合研究。2006年在

《中华耳鼻咽喉头颈外科杂志》发表了《外科治疗茎突异常的疗效分析》，继而在全国咽喉会议厦门会议上做了关于“茎突疾病的诊断与治疗”的专题讲座，2009 年将该文章作为继续教育项目在《中华耳鼻咽喉头颈外科杂志》发表，提出了茎突综合征的诊断标准，继而进行更深入的研究，共发表学术文章 13 篇，参编著作 2 部，“茎突综合征的规范诊断和手术径路的探讨”课题获得烟台市科技进步奖二等奖。主持了《山东大学耳鼻喉眼学报》2014 年第 6 期的茎突综合征的专栏。在全国、全省专业学术会议上做了 10 余次相关学术讲座。

在科学技术文献出版社的“中国医学临床百家”项目实施时，我有幸参与其中，首先将我和我的团队在多年来经历过的疑难复杂病例做了总结，于 2019 年出版了《张庆泉教授团队耳鼻咽喉头颈外科病例精解》，得到了烟台芝罘医院的莫大支持。

这本关于茎突综合征的个人观点图书，也是得到芝罘医院耳鼻咽喉科、行政科室的领导、同事们的大力支持，特此致谢。

出版者后记

Postscript

科学技术文献出版社自1973年成立即开始出版医学图书，40余年来，医学图书的内容和出版形式都发生了很大变化，这些无一不与医学的发展和进步相关。《中国医学临床百家》从2016年策划至今，感谢600余位权威专家对每本书、每个细节的精雕细琢，现已出版作品近百种。2018年，丛书全面展开学科总主编制，由各个学科权威专家指导本学科相关出版工作，我们以饱满的热情迎来了《中国医学临床百家》丛书各个分卷的诞生，也期待着《中国医学临床百家》丛书的出版工作更加科学与规范。

近几年，中国的临床医学有了很大的发展，在国际医学领域也开始崭露头角。以北京天坛医院牵头的CHANCE研究成果改写美国脑血管病二级预防指南为标志，中国一批临床专家的科研成果正在走向世界。但是，这些权威临床专家的科研成果多数首先发表在国外期刊上，之后才在国内期刊、会议中展现。如果出版专著，又为多人合著，专家个人的观点和成果精华被稀释。为改变这种零落的展现方式，作为科技部所属的唯一一家出版机构，我们有责任为中国的临床医生提供一个系统展示临床研究成果的舞台。为此，我们策划出版了这套高端医学专著——《中国医学临床百家》丛书。

“百家”既指临床各学科的权威专家，也取百家争鸣之义。

丛书中每一本书阐述一种疾病的最新研究成果及专家观点，按年度持续出版，强调医学知识的权威性和时效性，以期细致、连续、全面展示我国临床医学的发展历程。与其他医学专著相比，本丛书具有出版周期短、持续性强、主题突出、内容精练、阅读体验佳等特点。在图书出版的同时，同步通过万方数据库等互联网平台进入全国的医院，让各级临床医师和医学科研人员通过数据库检索到专家观点，并能迅速在临床实践中得以应用。

在与作者沟通过程中，他们对丛书出版的高度认可给了我们坚定的信心。北京协和医院邱贵兴院士说“这个项目是出版界的创新……项目持续开展下去，对促进中国临床学科的发展能起到很大作用”。中国人民解放军第二军医大学孙颖浩校长表示“我鼓励我国的泌尿外科医生把自己的创新成果和宝贵的经验传播给国内同行，我期待本丛书的出版”；北京大学第一医院霍勇教授认为“百家丛书很有意义”。我们感谢这么多临床专家积极参与本丛书的写作，他们在深夜里的奋笔，感动着我们，鼓舞着我们，这是对本丛书的巨大支持，也是对我们出版工作的肯定，我们由衷地感谢作者的支持与付出！

在传统媒体与新兴媒体相融合的今天，打造好这套在互联网时代出版与传播的高端医学专著，为临床科研成果的快速转化服务，为中国临床医学的创新及临床医师诊疗水平的提升服务，我们一直在努力！

科学技术文献出版社

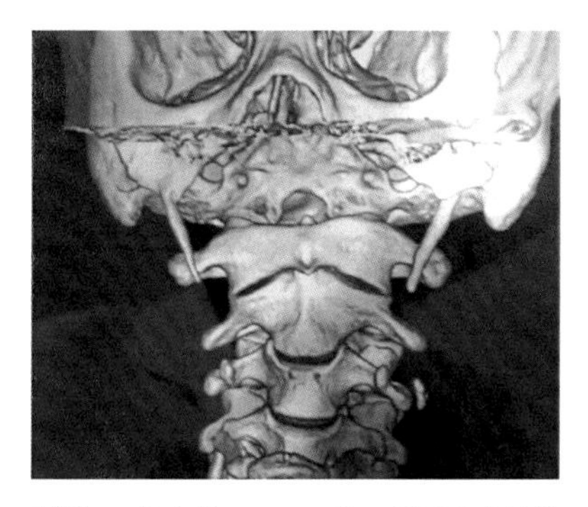

彩插 1　茎突的 CT-VR 正位，显示茎突过长
（文登市第一医院提供，见正文第 050 页）

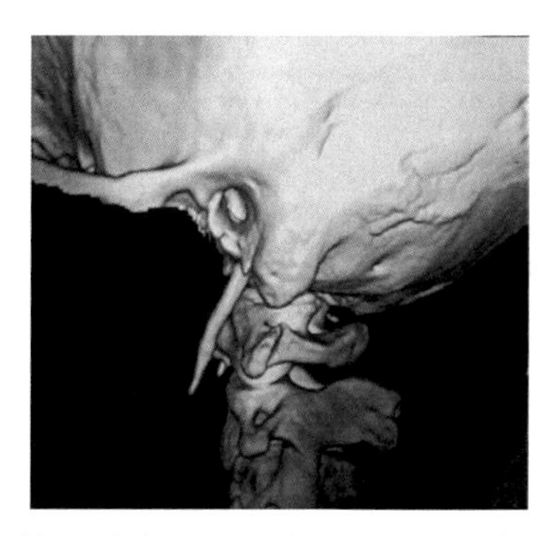

彩插 2　茎突的 CT-VR 左侧位，显示茎突过长
（文登第一医院提供，见正文第 050 页）

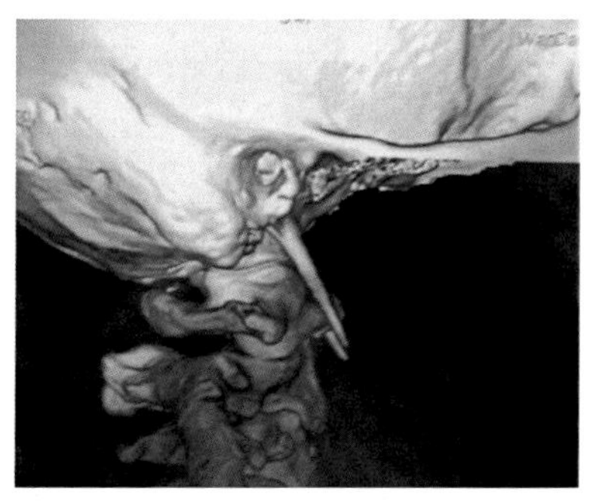

彩插 3　茎突的 CT-VR 右侧位，显示茎突过长
（文登市第一医院提供，见正文第 050 页）

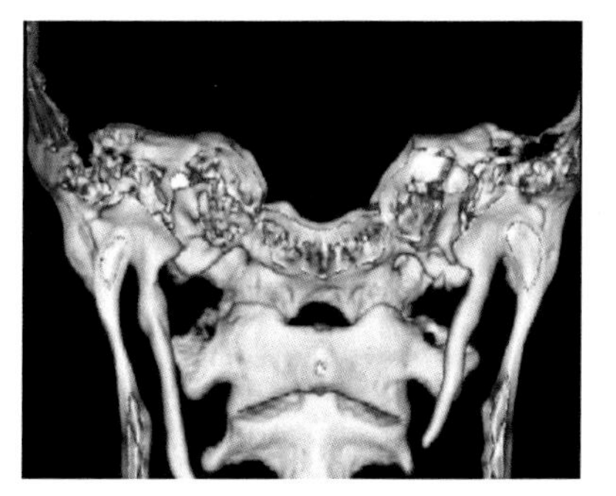

彩插 4　茎突的 CT-VR 显示过长的茎突，左侧 4.0 cm，右侧 5.2 cm

（烟台毓璜顶医院提供，见正文第 061 页）

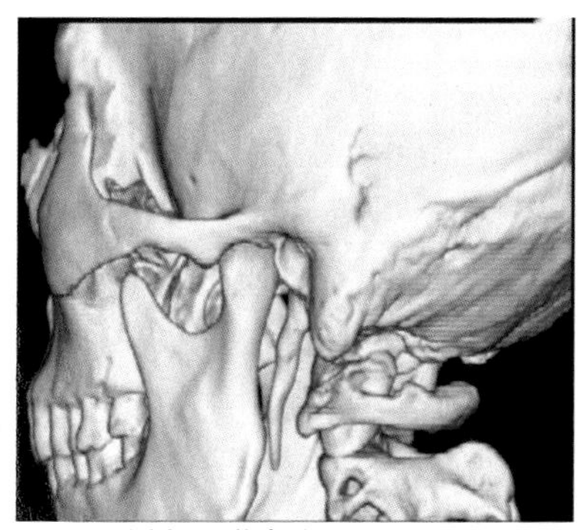

彩插 5　茎突的 CT-VR 显示过长的茎突，左侧 4.0 cm
（烟台毓璜顶医院提供，见正文第 061 页）

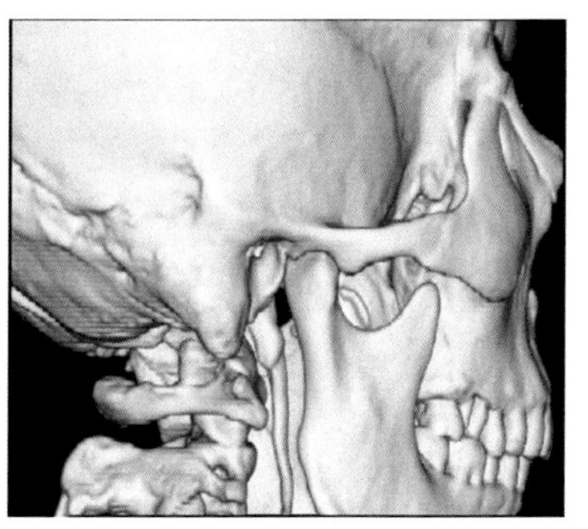

彩插 6　茎突的 CT-VR 显示过长的茎突，右侧 5.2 cm
（烟台毓璜顶医院提供，见正文第 061 页）

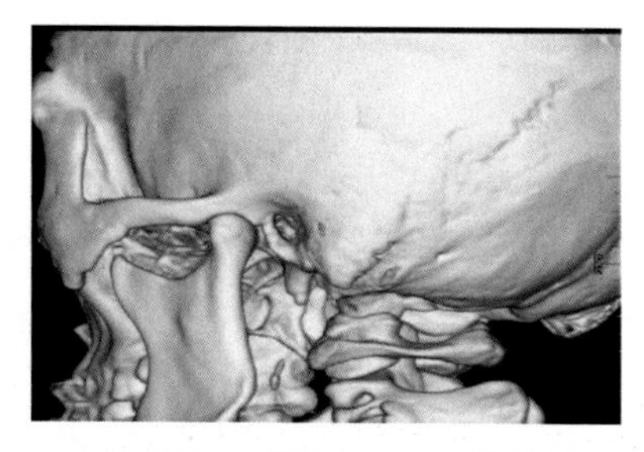

彩插 7　茎突 CT-MPR 显示
左侧茎突明显的骨不连接
（烟台毓璜顶医院提供，见正文第 067 页）

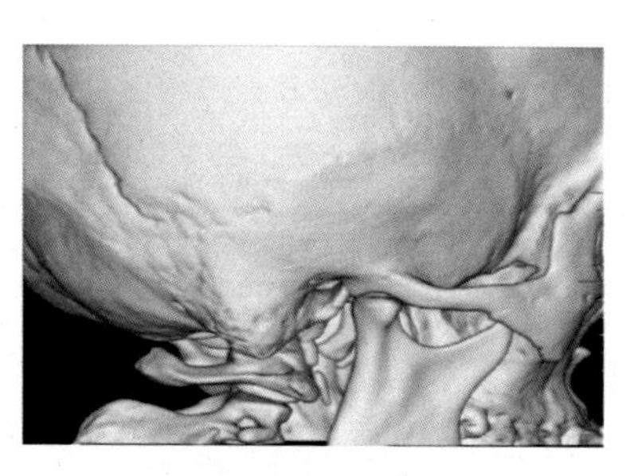

彩插 8　茎突 CT-MPR 显示
右侧茎突较小的骨不连接
（烟台毓璜顶医院提供，见正文第 067 页）

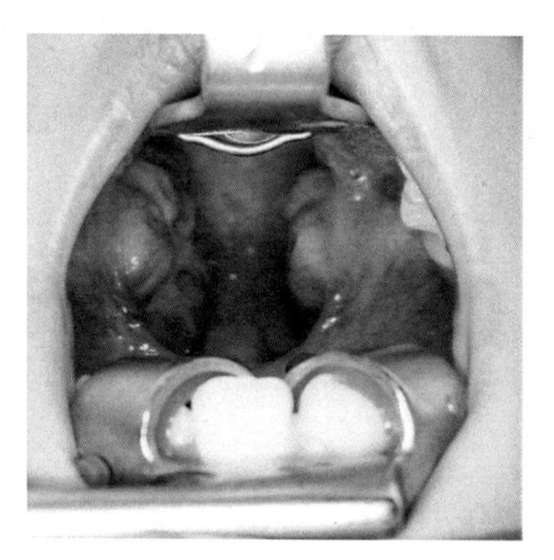

彩插 9　暴露扁桃体，触摸茎突
（见正文第 081 页）

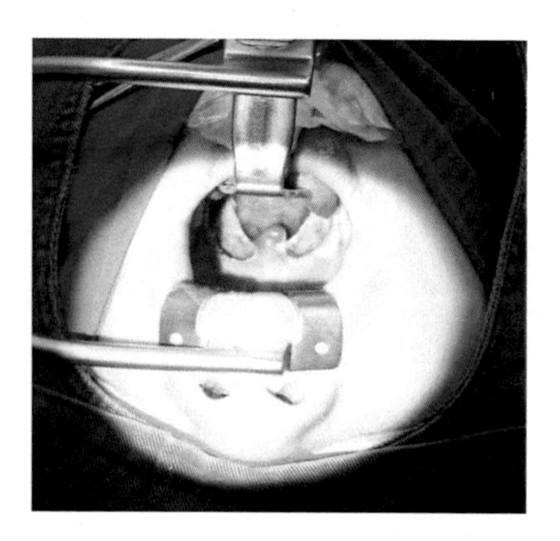

彩插 10　切除扁桃体，再次触摸茎突位置
（见正文第 081 页）

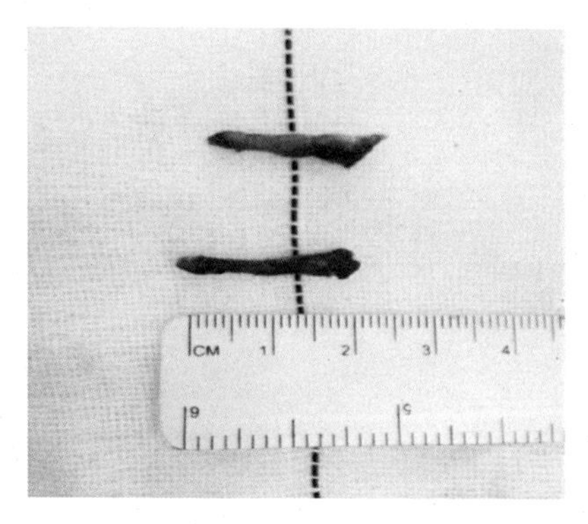

彩插 11　切除的双侧茎突
（见正文第 081 页）

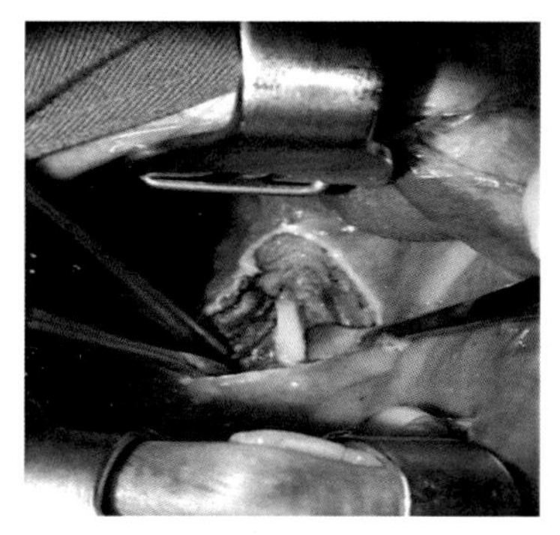

彩插 12　扁桃体前弓处径路茎突切除术
（见正文第 084 页）

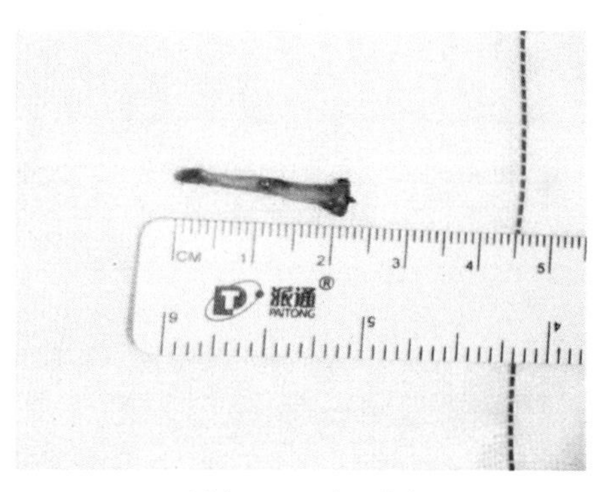

彩插 13　切除的茎突
（见正文第 084 页）

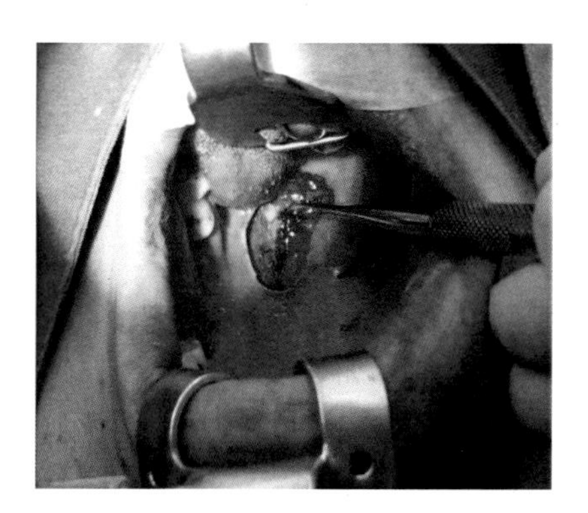

彩插 14　扁桃体掀翻径路手术，将扁桃体前上切开，内下分离
（见正文第 085 页）

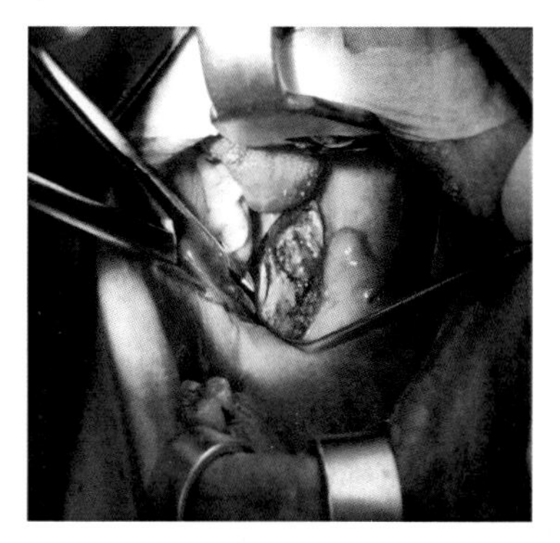

彩插 15　暴露茎突，向根部分离
（见正文第 085 页）

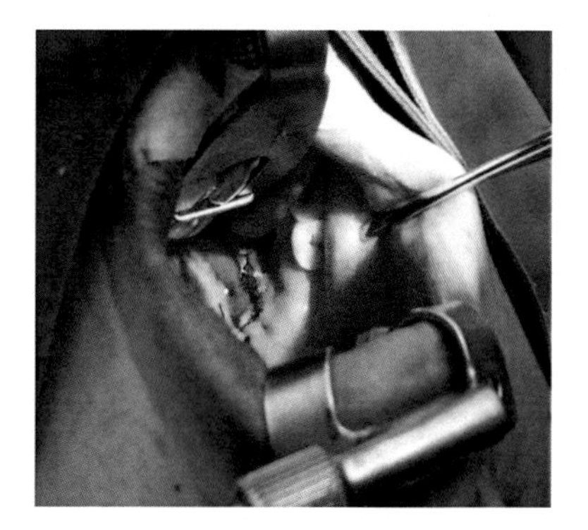

彩插 16　手术结束，扁桃体复位缝合
（见正文第 085 页）

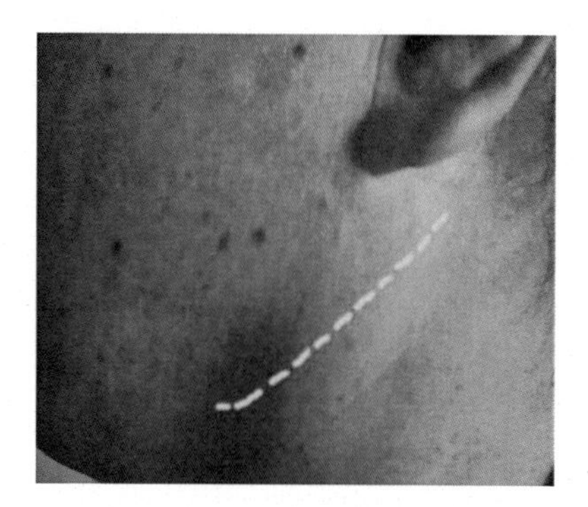

彩插 17　颈部切口 - 后上切口

（见正文第 088 页）

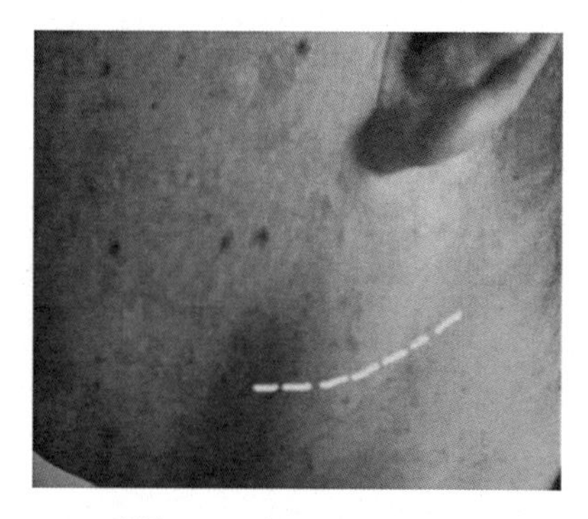

彩插 18　颈部切口 - 颌下切口

（见正文第 088 页）

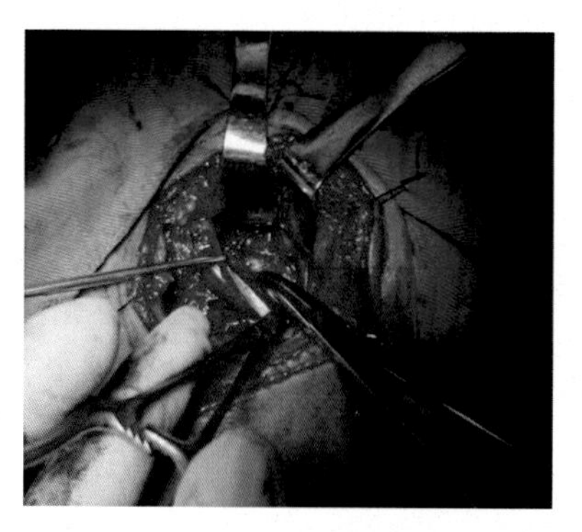

彩插 19　茎突舌骨韧带骨化患者颈部切口暴露骨化的舌骨韧带

（见正文第 088 页）

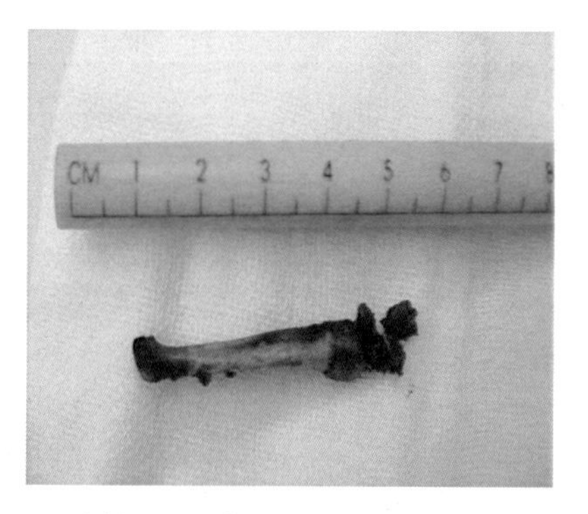

彩插 20　切除的部分茎突舌骨韧带，近端假关节

（见正文第 088 页）

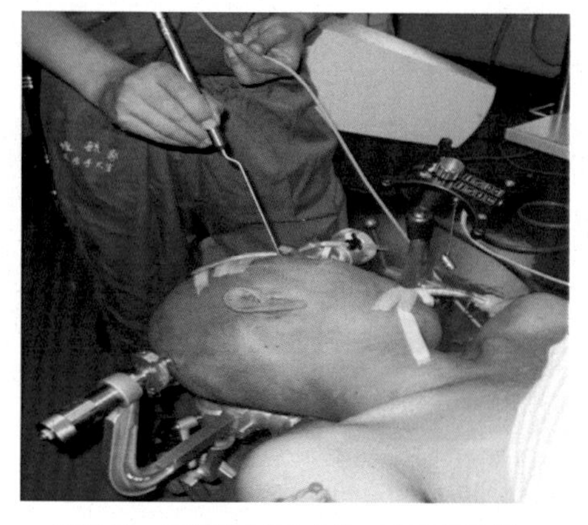

彩插 21　导航手术前的定位（非茎突手术）

（见正文第 092 页）

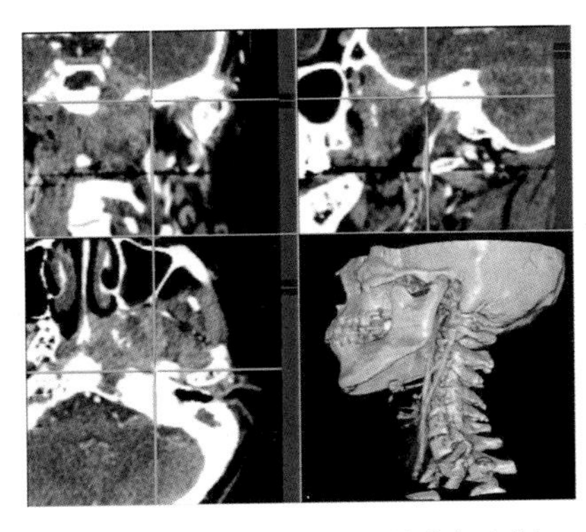

彩插 22　导航手术中定位（非茎突手术）
（见正文第 092 页）

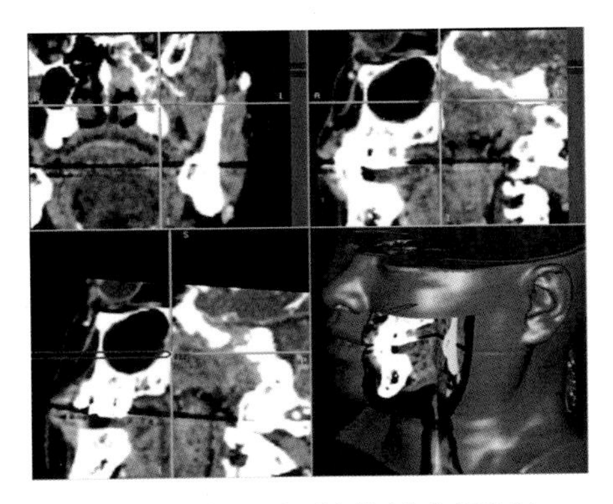

彩插 23　导航手术时定位（非茎突手术）
（见正文第 092 页）

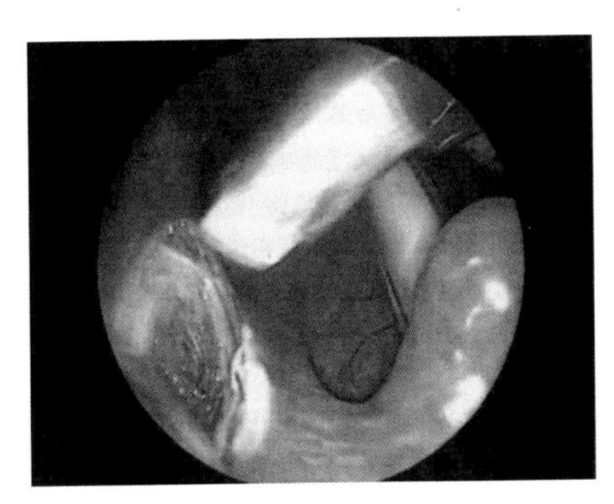

彩插 24　等离子消融形成切口
（张庆丰教授提供，见正文第 093 页）

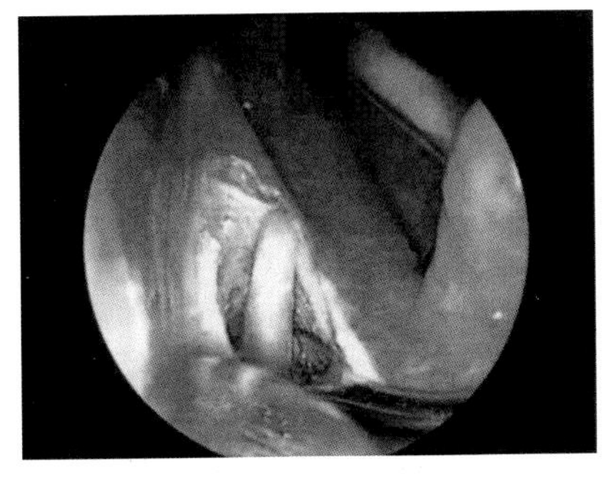

彩插 25　暴露茎突尖端，向深部分离
（张庆丰教授提供，见正文第 093 页）

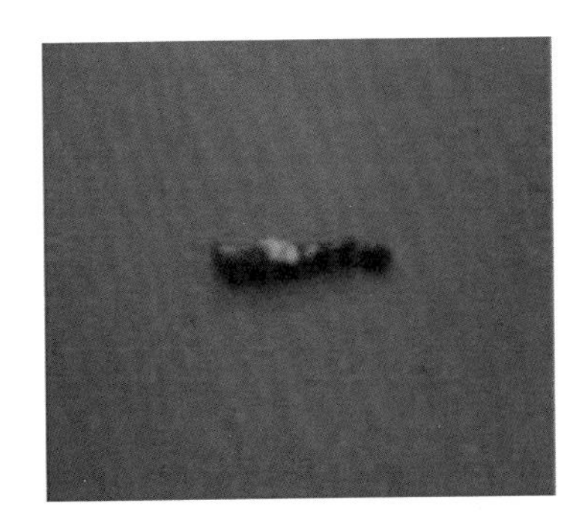

彩插 26　截除的茎突
（见正文第 097 页）

彩插 27　切除右侧茎突约 3 cm
（见正文第 099 页）

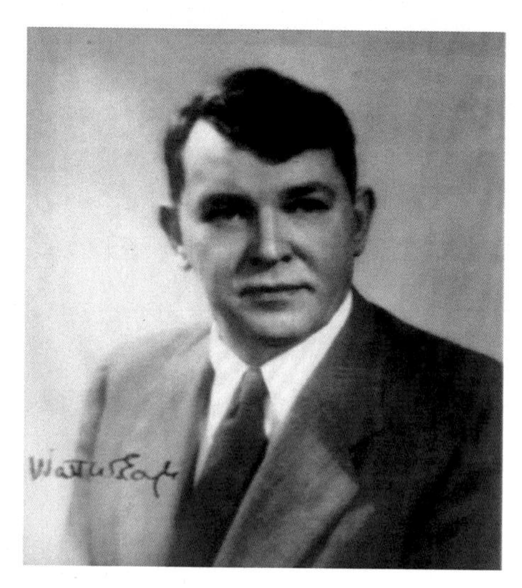

Walt Weems Eagle（华特•维姆斯•伊格尔）

Walt Weems Eagle（华特•维姆斯•伊格尔）是一位杰出的美国耳鼻咽喉科医师（1898—1980 年）。生于美国北卡罗来纳州，在约翰•霍普金斯大学获得医学学位并实习结束，1930—1949 年任杜克大学医学中心耳鼻喉科的第一任主任，1937 年首次报道了 2 例茎突过长的患者，以后连续并系统性地描述了茎突过长的临床症状和手术治疗的研究文章，因而此病以他的名字命名为 Eagle's Syndrome（伊格尔综合征）。